lehmanns media

Margrit-Ann Geibel

# Erkrankungen der Mundschleimhaut

## in der zahnärztlichen Praxis

lehmanns media

Bildnachweis:
Margrit-Ann Geibel, Martin Bommer, Lukas Hoffmann, Christoph Röder, Nicole Rotter, Johannes M. Weiss




2023. Unveränderter Nachdruck
Helmholtzstraße 2-9
10587 Berlin
Umschlag und Layout: Philipp Gilbert

Druck und Bindung: Flyeralarm, Würzburg

ISBN 978-3-86541-611-7 www.lehmanns.de

# Grußwort

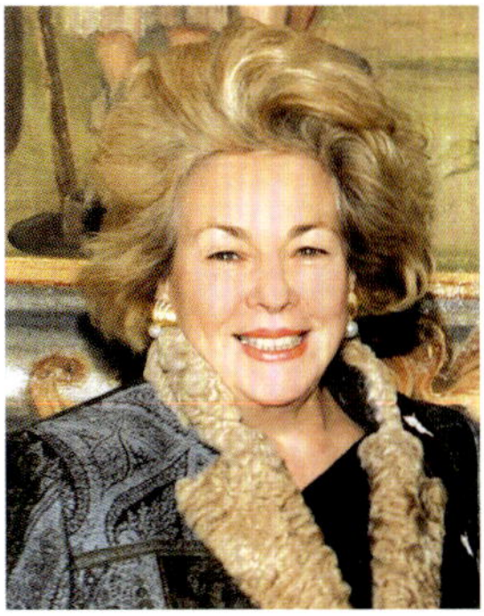

Die Danube Private University hat die Ehre, mit Frau Professor Dr. Margrit-Ann Geibel eine Wissenschaftlerin für ihr ganzheitlich orientiertes Ausbildungskonzept im undergraduate und im postgradualen Bereich der Zahnmedizin gewonnen zu haben, das dem Zahnarzt besondere Kompetenz und Wissensoptimierung auch in allgemeinmedizinischen Fragestellungen zu vermitteln vermag. Mit diesem Lehrangebot intensiviert der Zahnarzt seine Möglichkeiten, die Gesamtgesundheit seiner Patienten über die Zahngesundheit zu verbessern, um damit den Akzent seiner zahnärztlichen Profession zu verstärken.

Der diagnostische Blick zum Thema Mundschleimhauterkrankungen und das gleichnamige Lehrbuch von Frau Prof. Dr. Margrit-Ann Geibel sind hierzu sicherlich besonders dienliche und anspruchsvolle Wegweiser. Der Zahnarzt erhält mit dieser Publikation eine praktische Handreichung mit der Möglichkeit, Krankheiten, die möglichst frühzeitig erkannt und behandelt werden sollten, schnell zu erkennen und entsprechende Signale zu setzen. Damit kann er einen wichtigen Beitrag zum Erhalt der Gesamtgesundheit seiner Patienten leisten.

Wir wünschen dieser wissenschaftlichen Publikation – ihrer Bedeutung folgend – herausragenden Erfolg und besondere Anerkennung.

Honorarkonsulin M. B. Wagner-Pischel
Präsidentin der Danube Private University

# Autorenverzeichnis

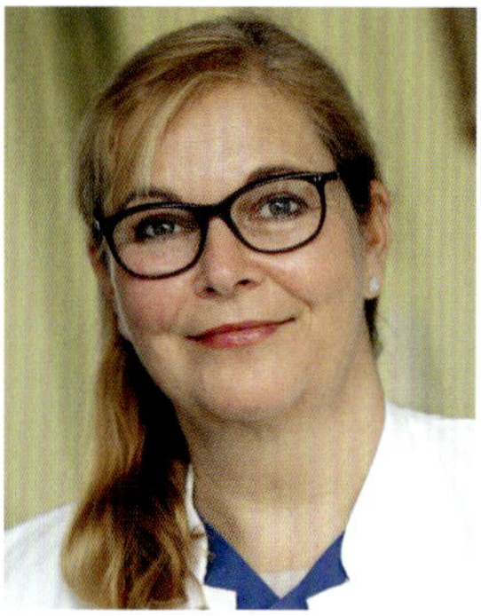

**Prof. Dr. Margrit-Ann Geibel**
OÄ Ltg. dento-maxillo-faciale Radiologie
Zentrum für Zahn,-Mund-Kieferheilkunde
Universität Ulm
Albert-Einstein-Allee 11

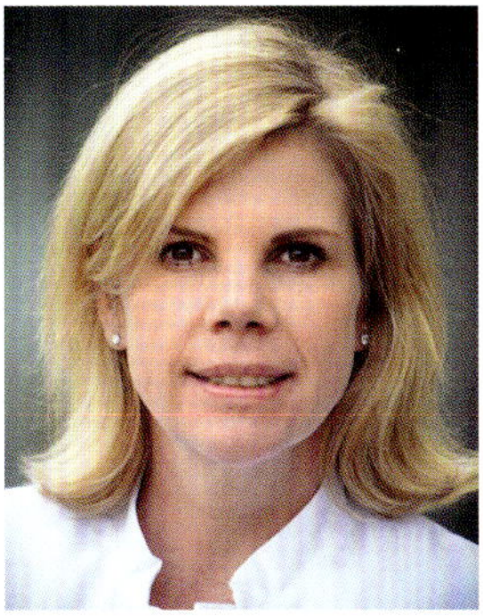

**Prof. Dr. Nicole Rotter**
Leitende Oberärztin
Stellvertretende Klinikdirektorin
Klinik für Hals-Nasen- und Ohrenheilkunde
Universität Ulm
Frauensteige 12

# Autorenverzeichnis

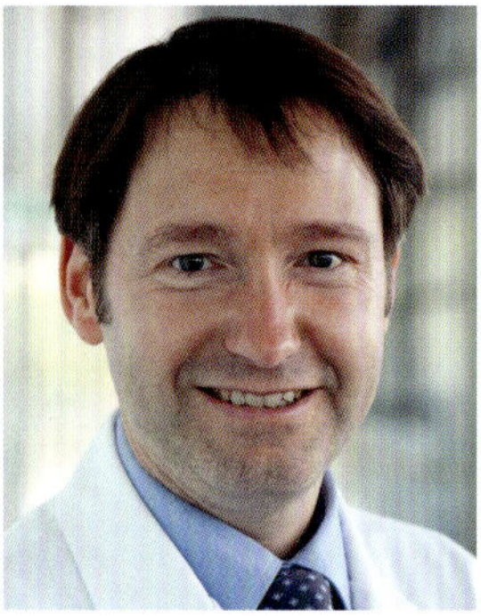

**Prof. Dr. Johannes M. Weiss**
Leitender Oberarzt
Universitätsklinik für Dermatologie und Allergologie
Universität Ulm
Albert-Einstein-Allee 23

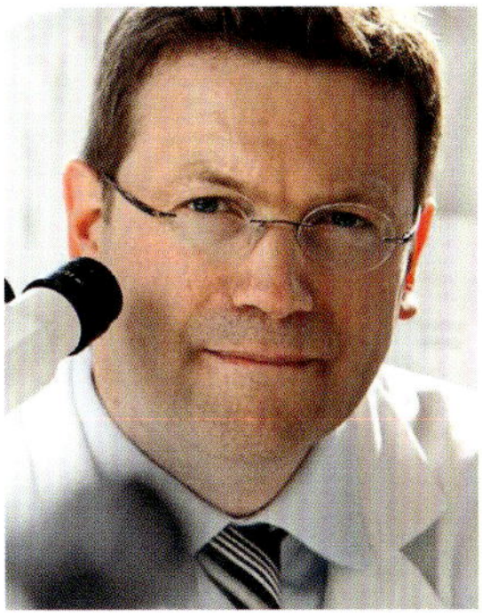

**PD Dr. med. M. Bommer**
Leiter der Sektion Infektiologie
Klinik für Innere Medizin III
Hämatologie, Onkologie, Rheumatologie und Infektionskrankheiten
Universitätsklinikum Ulm
Albert-Einstein-Allee 23

# Autorenverzeichnis

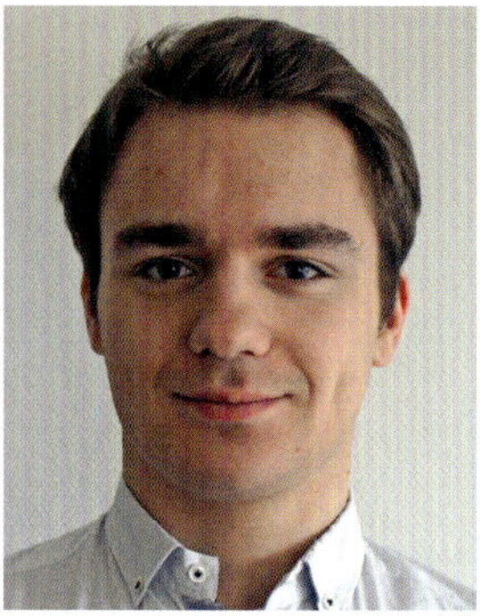

**Cand. med. dent. Lukas Hoffmann**
Klinik für Mund-Kiefer-Gesichtschirurgie
Dento-maxillo-faciale Radiologie
Universität Ulm
Albert-Einstein-Allee 11

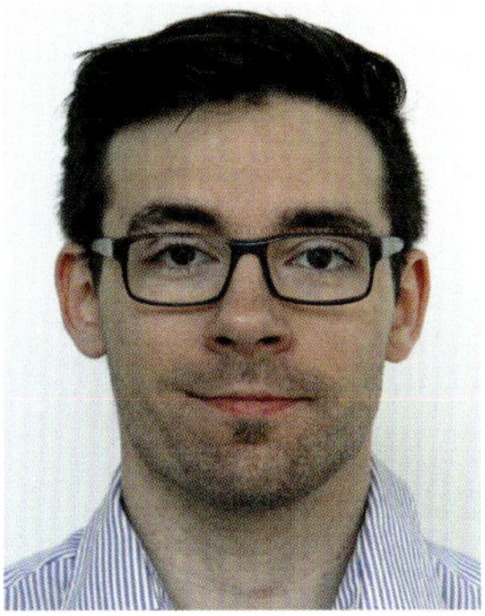

**Cand. med. dent. Christoph Röder**
Klinik für Mund-Kiefer-Gesichtschirurgie
Dento-maxillo-faciale Radiologie
Universität Ulm
Albert-Einstein-Allee 11

# Inhaltsverzeichnis



## Weiße Mundschleimhauterkrankungen



## Rote Mundschleimhauterkrankungen

## Dunkel pigmentierte Mundschleimhauterkrankungen



## Anhang

# Einführung in die Thematik

Mundhöhlenkrebs ist eine lebensgefährliche Erkrankung, die vielfach unterschätzt wird. Bei Männern stellt Krebs der Mundhöhle und des Rachens im Jahr 2012 die fünfthäufigste und bei Frauen die 15-häufigste Krebsneuerkrankung dar (Studie der Bundeszahnärztekammer 2012). Der Gender-Effekt ist bei dieser Erkrankung auffallend: Das Verhältnis von Männern zu Frauen liegt momentan bei rund 3:1. Es ist davon auszugehen, dass es in den kommenden Jahren zu einer Angleichung kommt. Grund dafür ist der steigende Anteil von Raucherinnen. Rauchen ist ein Prädelektionsfaktor bei der Entstehung von Mundschleimhautveränderungen (Baykul et al. 2010). Früherkennung und rechtzeitige Behandlung sind deshalb ganz entscheidend (Kunkel et al. 2010).

Hier ist der Zahnarzt als Oralpathologe mit einem geschulten Blick für die kleinsten Veränderungen in der Mundhöhle gefragt. Die Deutsche Gesellschaft für Zahn-, Mund- und Kieferheilkunde geht in ihrer Leitlinie „Diagnostik und Management von Vorläuferläsionen des oralen Plattenepithelkarzinoms in der Zahn-, Mund- und Kieferheilkunde“ (DGZMK 2010) davon aus, dass Zahnärzte mit einer Häufigkeit von 0,18 Prozent einmal im Jahr eine Vorläuferläsion im Rahmen ihrer zahnärztlichen Praxistätigkeit entdecken könnten.

Als Präkanzerosen oder prämaligne Läsionen bezeichnet man Vorläufererkrankungen von malignen Mundschleimhauterkrankungen (Remmerbach 2012, O'Shaughnessy et al. 2002). Diesen kommt eine besondere Bedeutung zu, da die Möglichkeit einer potentiellen Entartung gegeben ist (Remmerbach 2012, Sciubba 2001). So gehen Reichart und Kohn bei leukoplakischen Mundschleimhautveränderungen von einer Prävalenz von 1,6 % bei Männern und von 0,2 % bei Frauen aus (Reichart 2005).

Nach der Leitlinie der DGZMK können folgende klinischen Symptome von Mundschleimhautveränderungen" (Kunkel et al. 2010, S.4) auftreten:

- Verlust des Oberflächenglanzes
- Verhornungstendenz (weiße Läsionen / Leukoplakie)
- Flächiger Verlust der Oberflächenintegrität (rote Läsionen / Erythroplakie)
- Erosion
- Ulzeration
- Blasenbildung / Desquamation
- Induration
- Atrophie
- Pigmentierung
- Schmerzsensation, Brennen

Als Hauptrisikofaktoren von Präkanzerosen und Karzinomen werden meist Rauchen und Alkohol angeführt (Baykul et al. 2010). Ein weiterer Risikofaktor ist ein Alter von über 45 Jahren, ab dem 90 % der malignen Erkrankungen auftreten (Riera, Martinez 2005). Auch eine mögliche Vergesellschaftung von humanen Papillomaviren (HPV) mit einer epithelialen Dysplasie der Mundschleimhaut und Vorläuferläsionen von Karzinomen wird aktuell in der Fachliteratur diskutiert (Ha, Califano 2004).

Grund für ein fortgeschrittenes Stadium bei der Erstdiagnose ist oft das Nichterkennen einer Mundschleimhautveränderung oder aber die nicht durchgeführte Abklärung einer, vom Zahnarzt selbst, als „gutartig" eingestuften Mundschleimhautveränderung (Clovis et al. 2002). Deshalb ist es notwendig schon im Studium der Zahnmedizin das Bewusstsein für den Aspekt zahnärztlicher Verantwortung zu vertiefen. Auch in der post-universitären Aus- und Weiterbildung verdient es dieses Kapitel der päventiven Zahnmedizin, stärker verankert zu werden.

Unsere Befragung im Jahr 2013 zeigte hier eine starke Unterrepräsentanz dieses Themas an den Aus- und Weiterbildungsstätten bei den Kammern und Fortbildungsinstituten. Das vorliegende Kurzlehrbuch über die Erkrankungen der Mundschleimhaut soll eine Ergänzung für die aktuelle Aus- und Weiterbildung der Studierenden und der Zahnärzte sein.

Ziel war es, einen übersichtlichen Einstieg in ein vielfältiges Krankheitsbild zu schaffen, um dem praktizierenden Zahnarzt eine klare Therapiemöglichkeit an die Hand zu geben. Gleichzeitig werden die Grenzen der Behandlung in der zahnärztlichen Praxis aufgezeigt, um im Bedarfsfall die schnelle Überweisung an den Spezialisten zu gewährleisten.

Basis der vorliegenden Publikation ist eine Befragung, die Lukas Hoffmann und Christoph Röder bei der internationalen Dentalschau IDS 2013 im Rahmen ihrer Dissertation bei Prof. Dr. Margrit-Ann Geibel, Universitätsklinikum Ulm, durchgeführt haben. Es zeigte sich, dass das Wissen über Erkrankungen der Mundschleimhaut stärker in den Zahnarztpraxen thematisiert werden muss. Die Anregungen der befragten Zahnärzte haben Form, Umfang und Ausgestaltung des Buches entscheidend beeinflusst. Herzlichen Dank für diese – nicht selbstverständliche – Offenheit und Unterstützung.

Ulm, im Februar 2014
Prof. Dr. Margrit-Ann Geibel

# Wie lese ich dieses Buch?

## Linke Seite

- Wichtige Informationen zur Erkrankung:

**– KL –**
Klinik

**– LOK –**
Lokalisation, Alter, Geschlecht

**– ÄT –**
Ätiologie

**– DD –**
Differentialdiagnose

**– DI –**
Diagnostik

**– TH –**
Therapie

**– CAVE –**
Cave

## Rechte Seite

- Fotos von Mundschleimhauterkrankungen
- Folgende Symbole visualisieren wichtige Merkmale

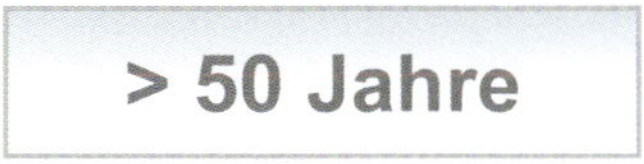


Erkrankung vermehrt bei Patienten über 50 Jahren

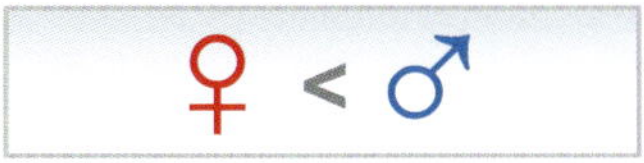


Erkrankung vermehrt bei männlichen Patienten

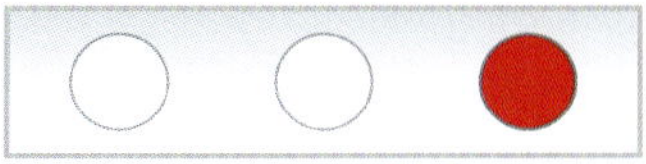

Patient umgehend an Spezialisten / Klinik überweisen

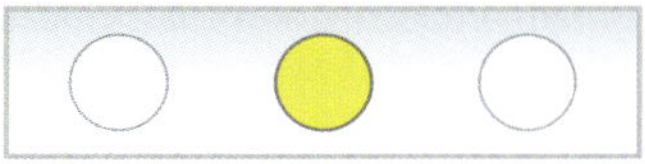

Erkrankung regelmäßig überwachen
Gegebenenfalls Gewebeentnahme zur diagnostischen Abklärung

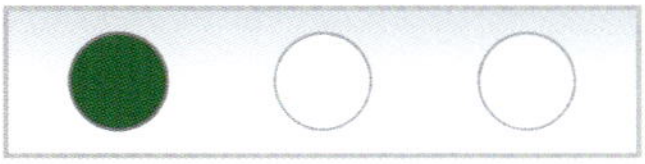

Akute Erkrankung ohne Überwachung

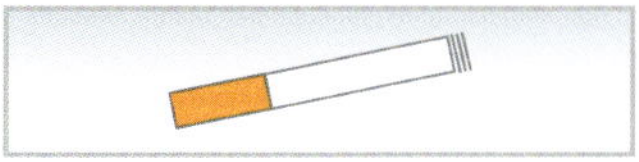

Erkrankung vermehrt bei Rauchern

# Anamnese Patient

## Schmerzen

- Stechend oder stumpf
- Schwere, Dauer
- Lokalisation

## Wundgefühl des Mundes

- Schleimhautentzündungen
- Ulzerationen verschiedener Genese
- Trockene Mundschleimhaut

## Mundbrennen

- Atrophie des Zungenepithels
- Erosion des Zungenepithels
- Landkartenzunge
- Psychogene Störungen

## Intraorale Blutung

- Parodontopathien
- Trauma
- Neoplasien
- Störungen der Blutgerinnung
- Schleimhautentzündungen

## Schwellung

- Langsam zunehmende Schwellungen (Monate / Jahre)
  - → Reaktive Hyperplasien
  - → Chronische Infektionen
  - → Zysten
  - → Benigne Tumoren

- Schwellungszunahme (Wochen / Monate)
  - → Maligne Tumoren

- Sich schnell vergrößernde Schwellungen (Stunden / Tage)
  - → Abszesse (schmerzhaft)
  - → Infizierte Zysten (schmerzhaft)
  - → Speichelretentionsphänomen (schmerzlos)
  - → Hämatome (schmerzlos / oft druckdolent)

- Schwellungen, die sich vor dem Essen vergrößern
  - → Speichelretentionsphänomen

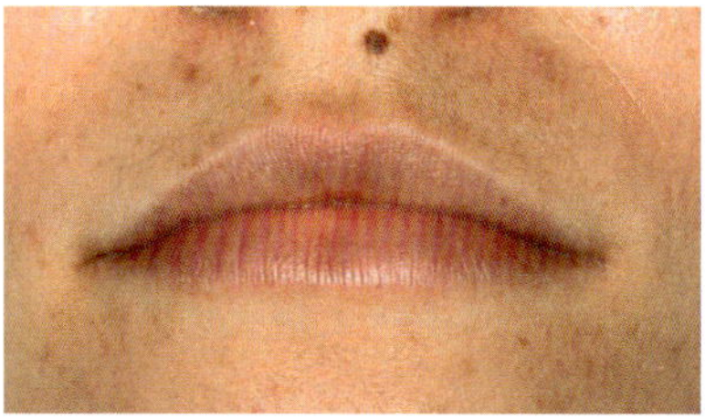

**1.** Unter- / Oberlippe (Lippenrot und angrenzende Strukturen)

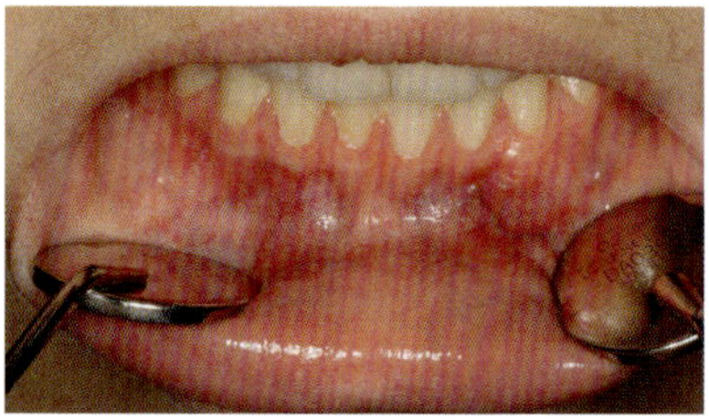

**2.** Mukosa der Unterlippe und Sulkus

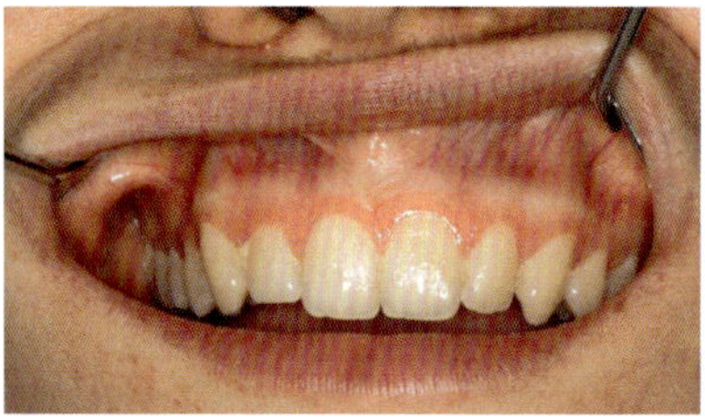

**3.** Mukosa der Oberlippe und Sulkus; Kommissuren

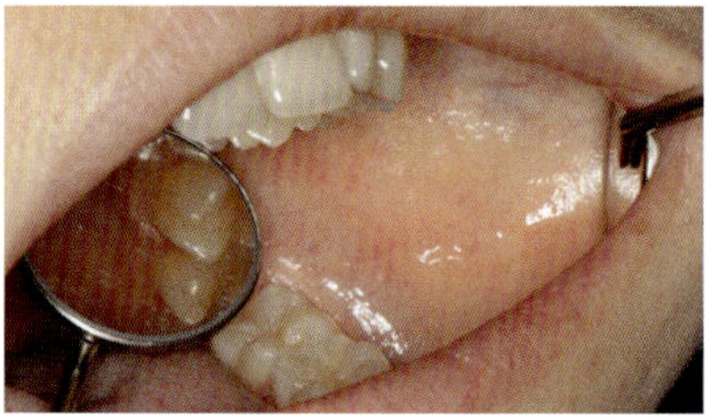

**4.** Wangenschleimhaut und Sulkus (Ober- und Unterkiefer)

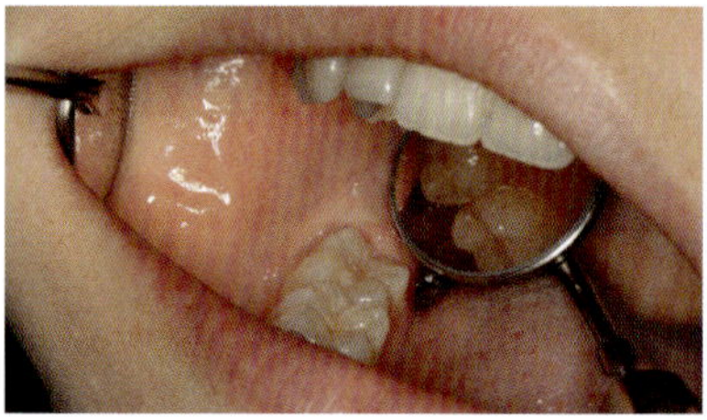

**5.** Wangenschleimhaut und Sulkus (Ober- und Unterkiefer)

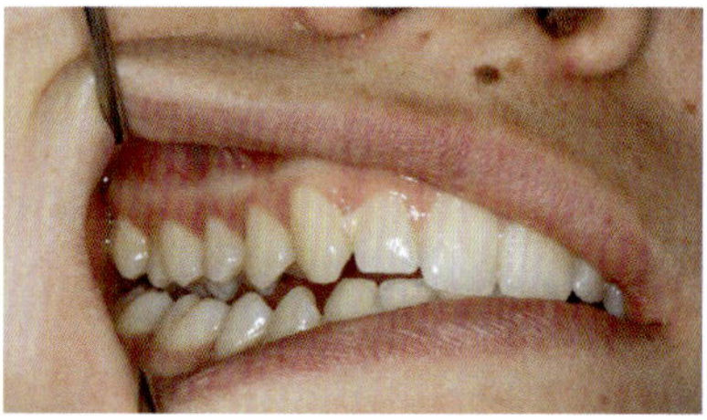

**6.** Alveolarfortsätze, bukkal (2 Spiegel)

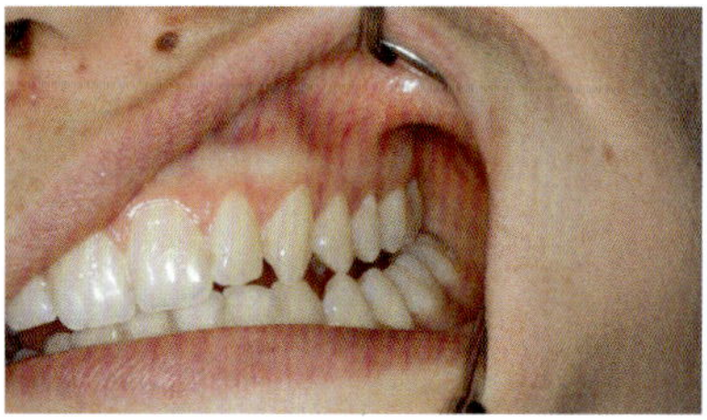

**7.** Alveolarfortsätze, bukkal (2 Spiegel)

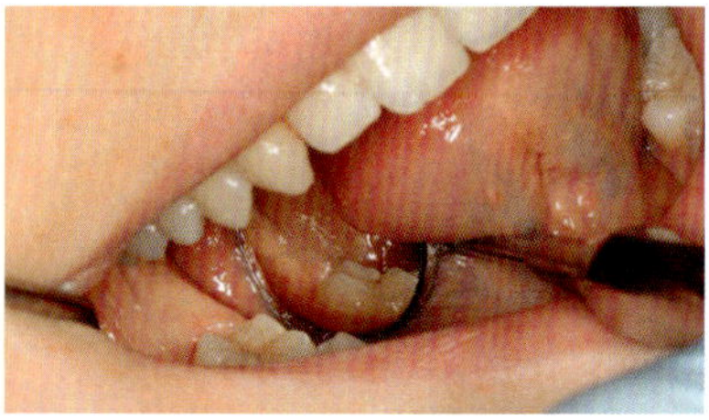

**8.** Alveolarfortsätze, lingual (2 Spiegel)

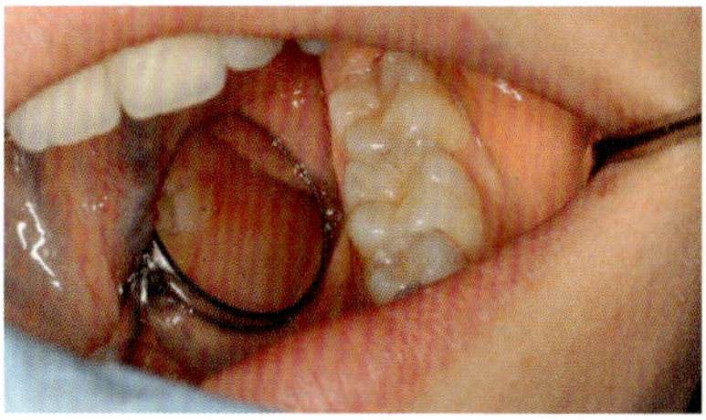

**9.** Alveolarfortsätze, lingual (2 Spiegel)

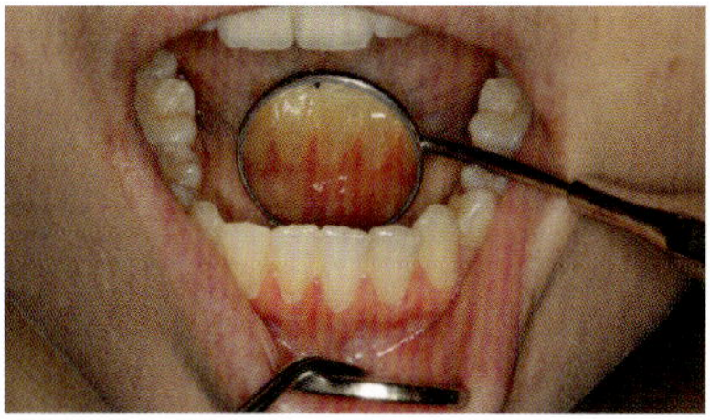

**10.** Alveolarfortsätze, frontal

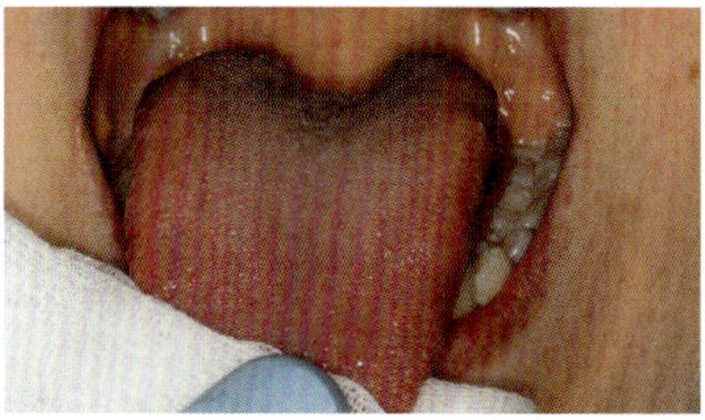

**11.** Zunge herausgestreckt, durch den Untersucher gehalten

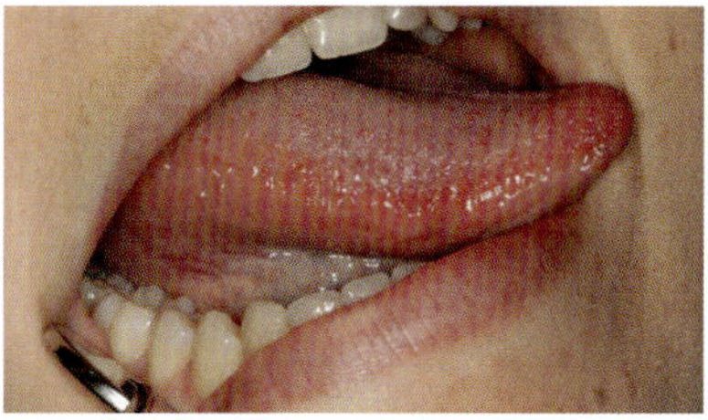

**12.** Zungenränder

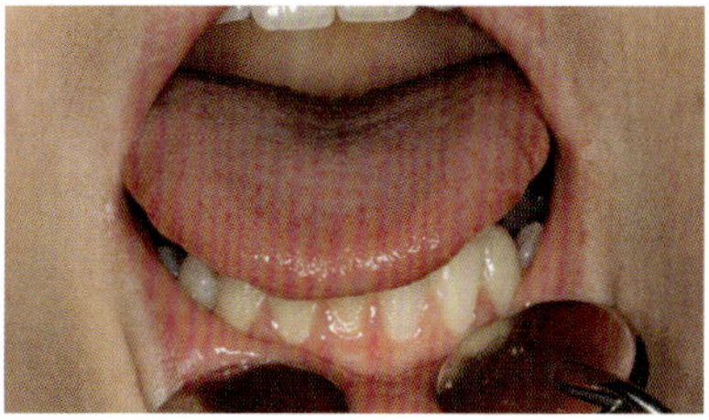

**13.** Zungenspitze

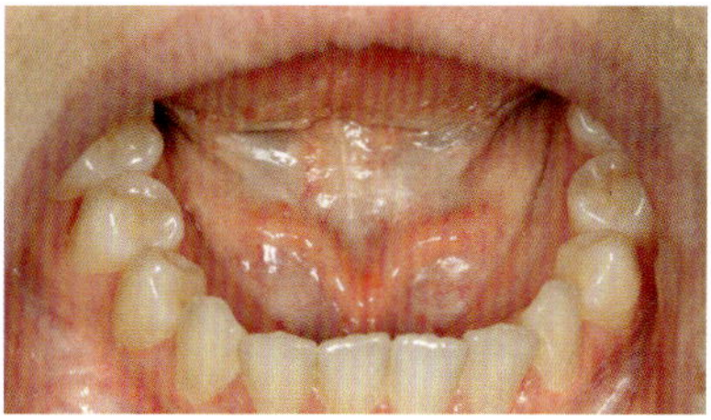

**14.** Mundboden bei weit geöffnetem Mund

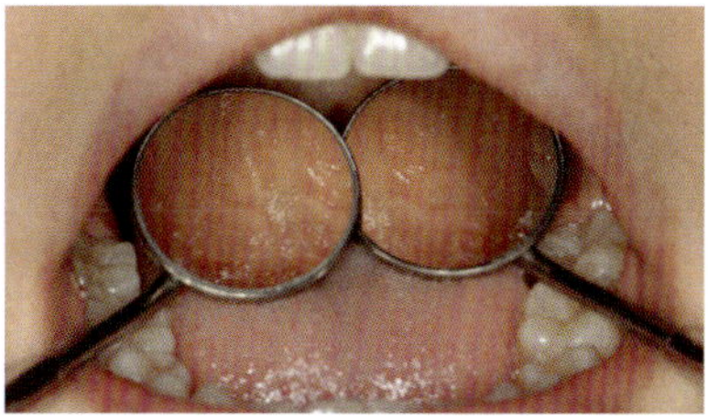

**15.** Harter Gaumen, Mund weit geöffnet, Kopf zurückgeneigt

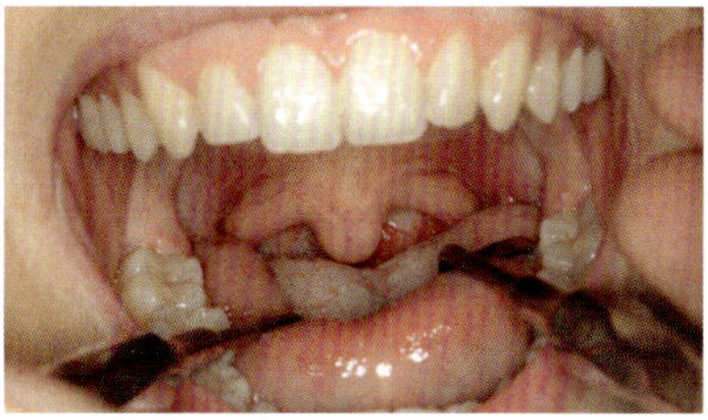

**16.** Weicher Gaumen und Rachenraum

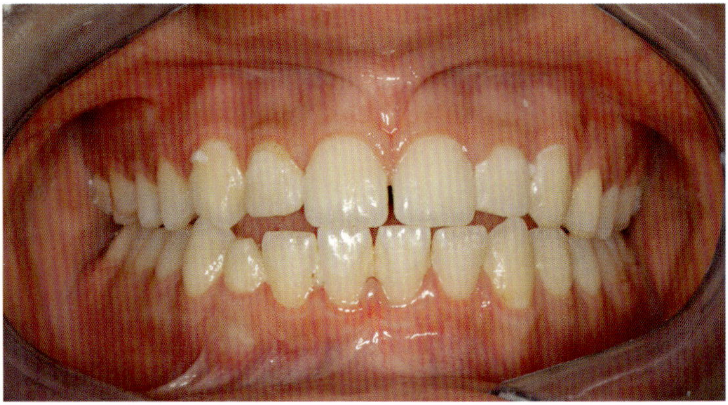

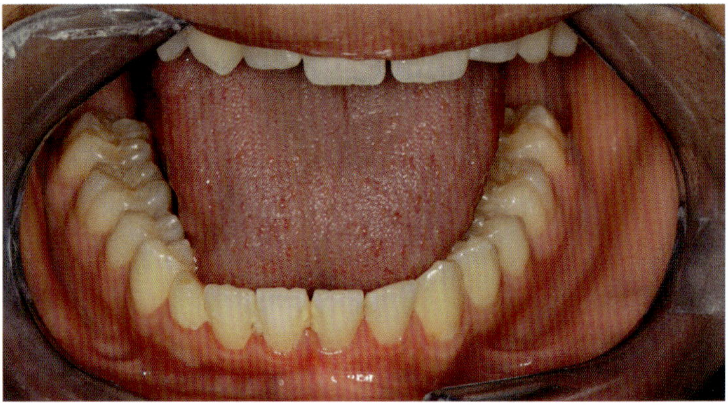

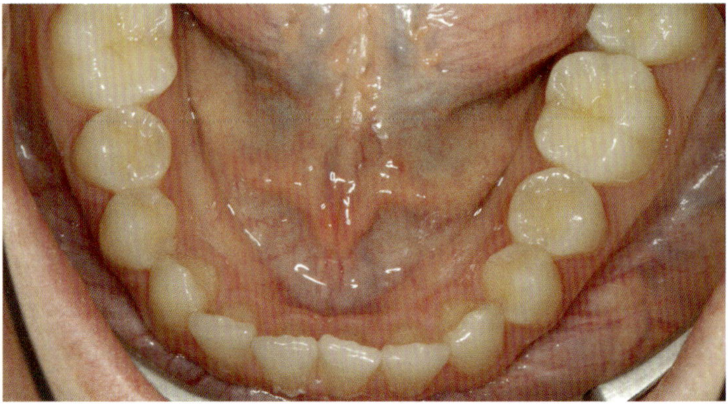

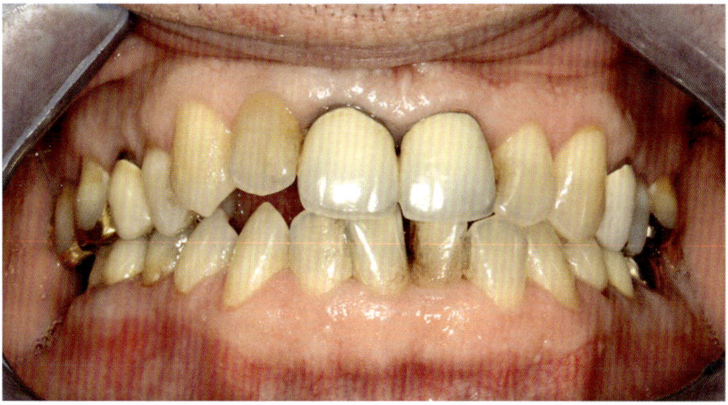

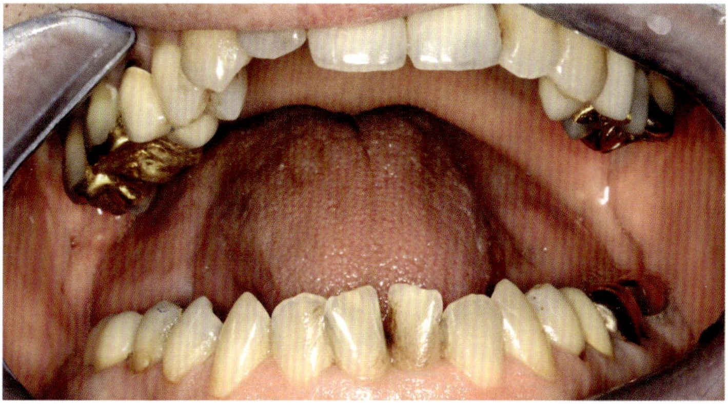

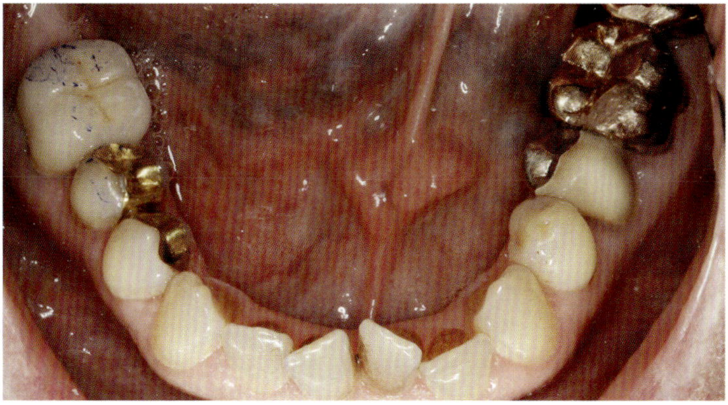

## Diabetes Typ II: Parodontitis

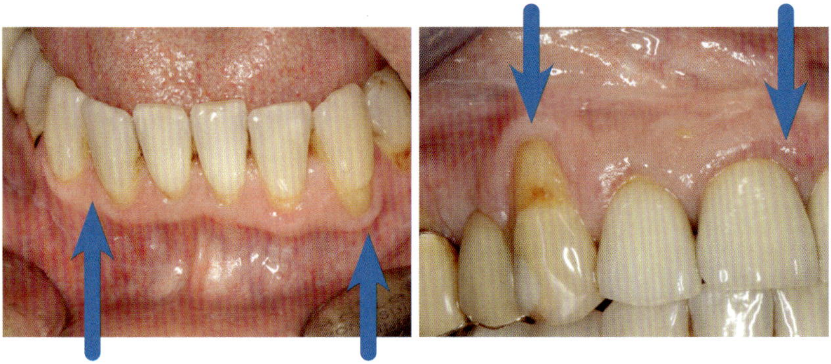

## Herzinsuffizienz unbehandelt: Gefäßerweiterung / Minderdurchblutung

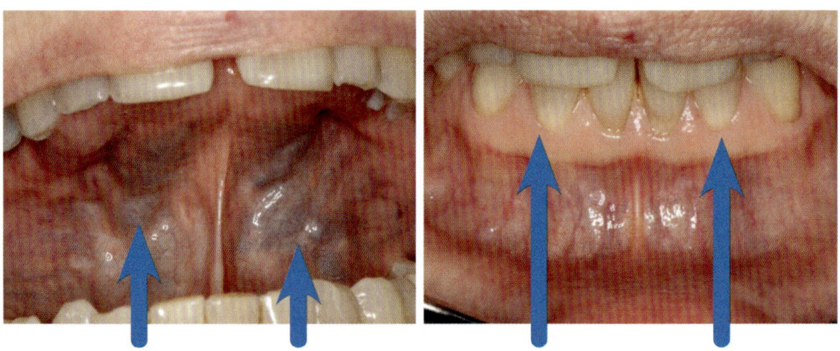

## Vitamin B 12-Mangel: Myeloblastäre Anämie

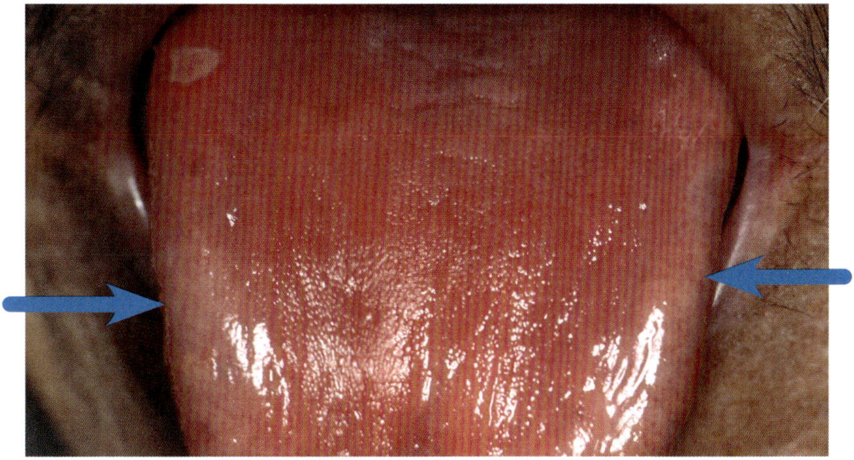

## Akute myeloische Leukämie: Schleimhautinfiltration

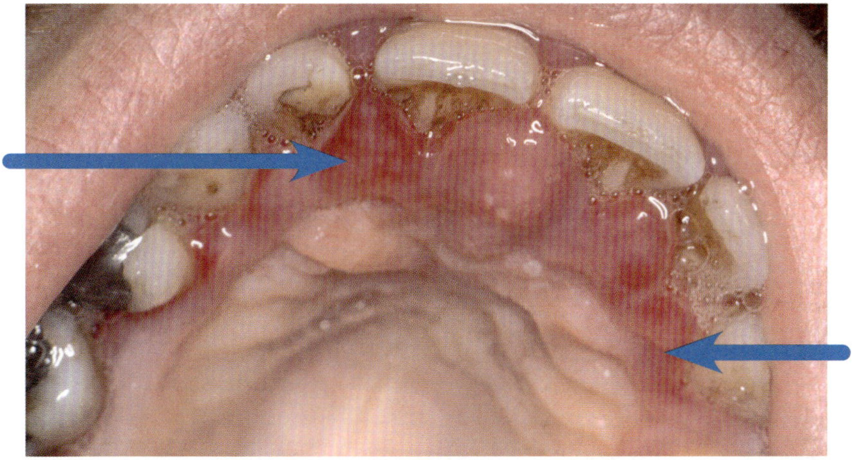

## Leukämie: Graft versus Host disease
## Immunologische Reaktion

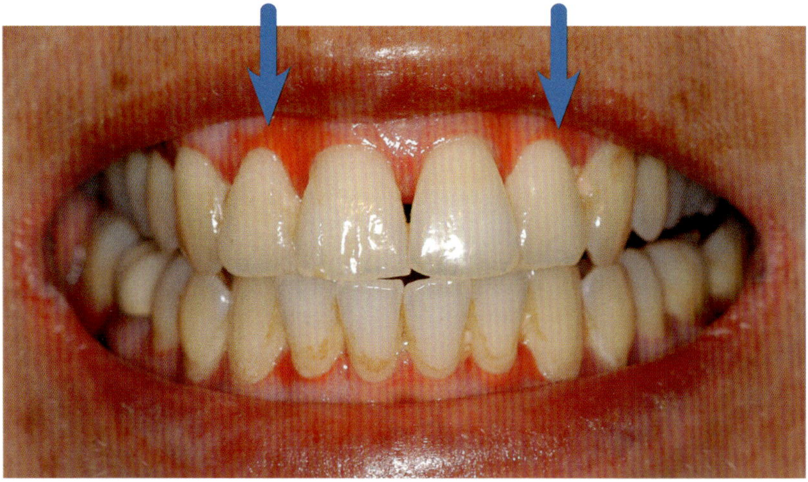

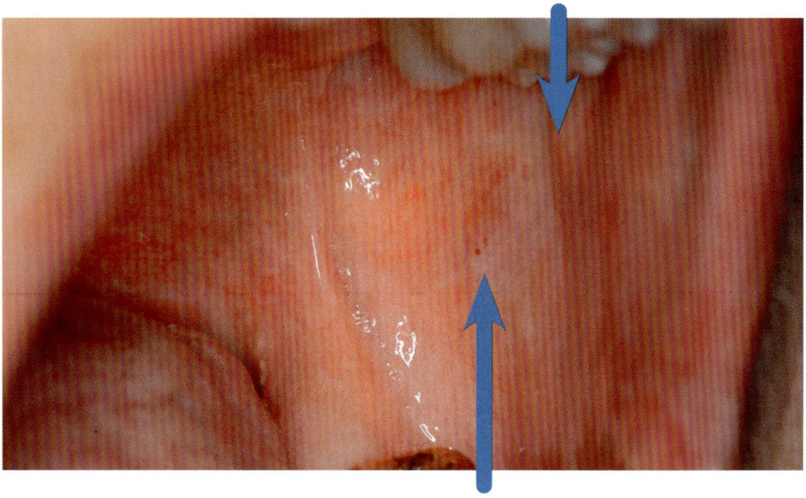

**Leukämie: Graft versus Host disease
Immunologische Reaktion**

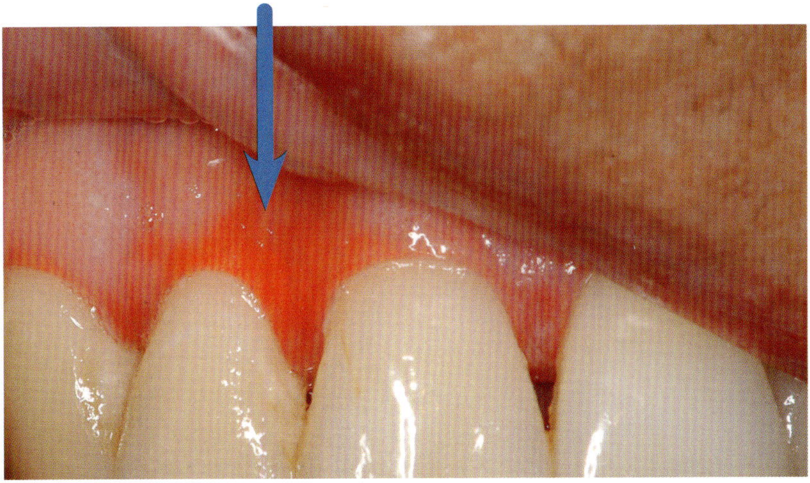

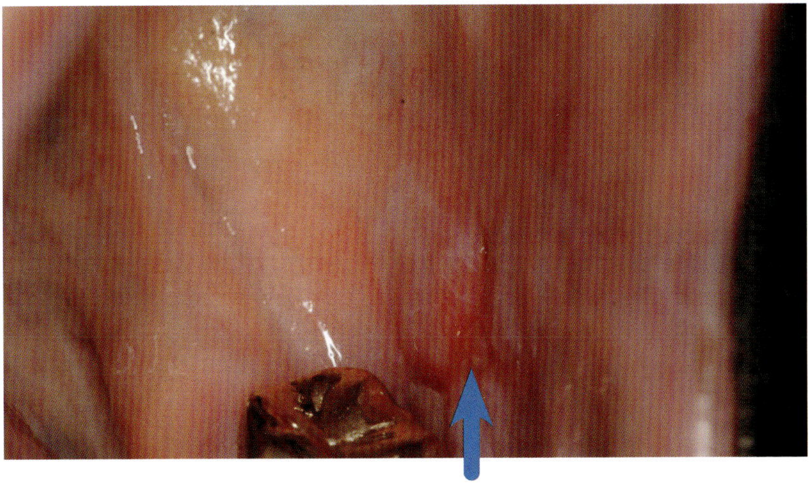

# Effloreszenzen

## Makula (Fleck)

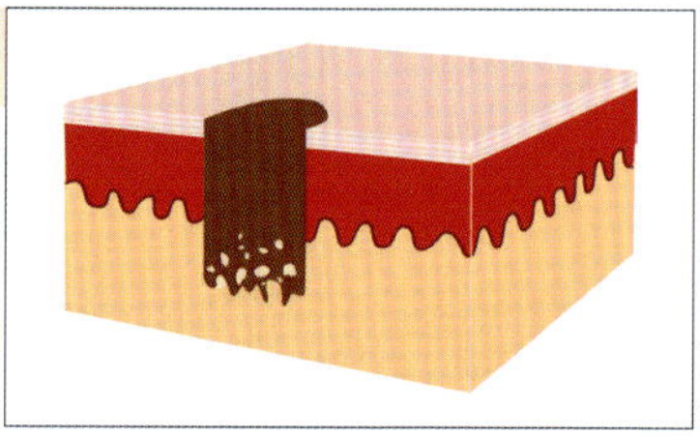

Im Schleimhautniveau liegende, nicht erhabene Farbveränderung, verschwindet nicht bei Spateldruck
**Ursache**
Pigmenteinlagerung

## Papel (Knötchen)

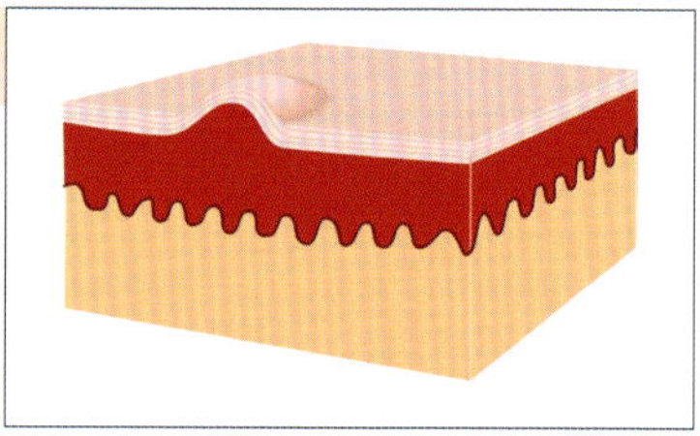

Feste, umschriebene, erhabene Verdickung < 1cm
**Ursache**
Bindegewebskumulation

## Plaque (Belag)

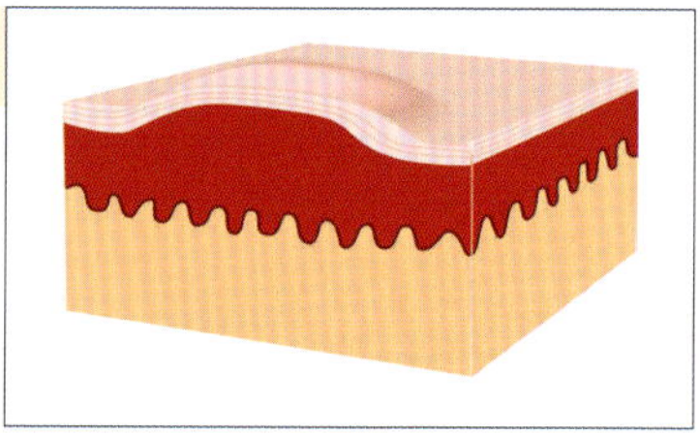

Breitbasiger Herd, leicht erhaben
**Ursache**
Ablagerung Dentritus

## Vesikula (Bläschen)

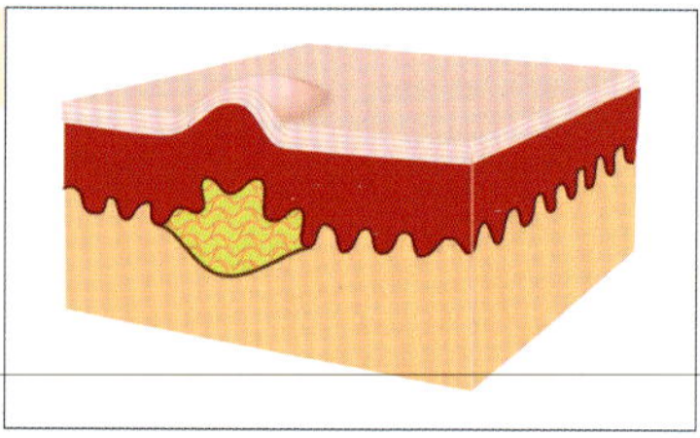

Über Schleimhaut erhaben, bis 5 mm großer mit Flüssigkeit gefüllter Hohlraum, liegt intra- oder subepithelial
**Ursache**
meist Entzündungen

## Bulla (Blase)

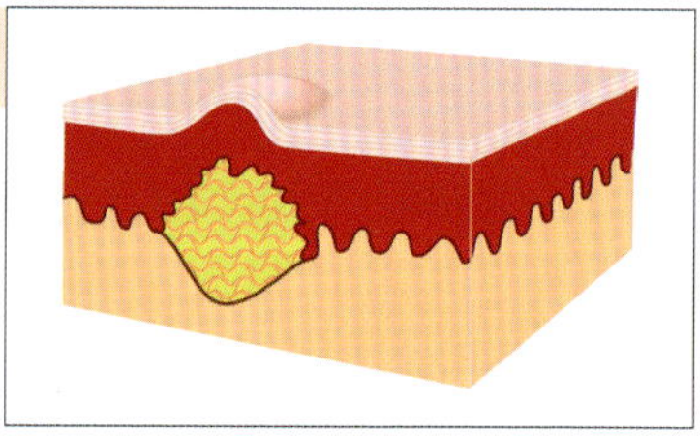

Großes Bläschen > 5mm
**Ursache**
Plasmaexsudat oder mit Blut gefüllt

## Erosion (Einbruch)

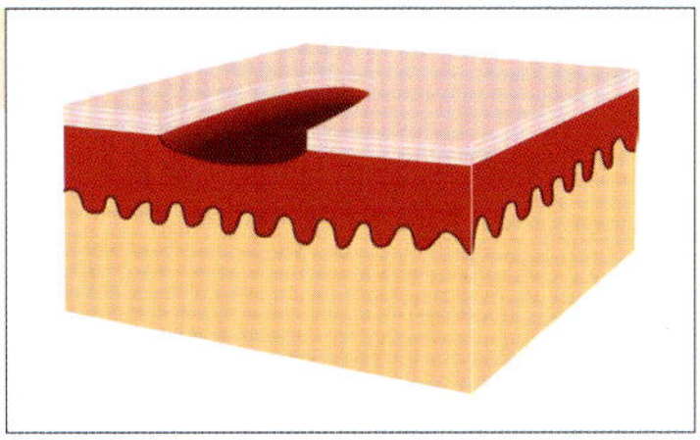

Oberflächlicher Schleimhautdefekt
**Ursache**
Aufplatzen von Bläschen

## Ulkus (Geschwür)

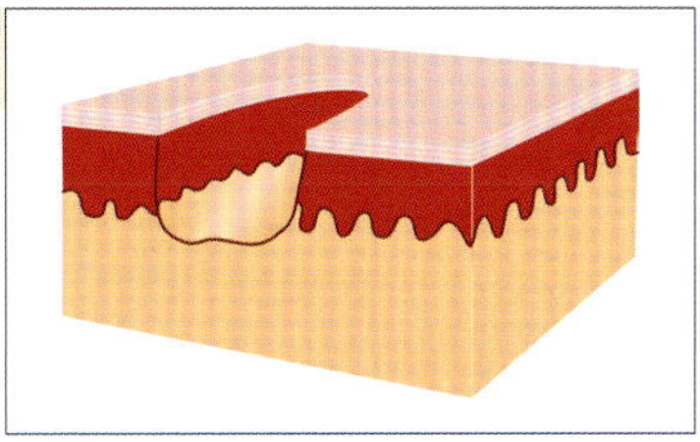

Epithel und Bindegewebsdefekt
(Bsp. Aphte)
**Ursache**
Bindegewebsschicht oft mit
Fibrinschicht bedeckt

## Krusta (Kruste)

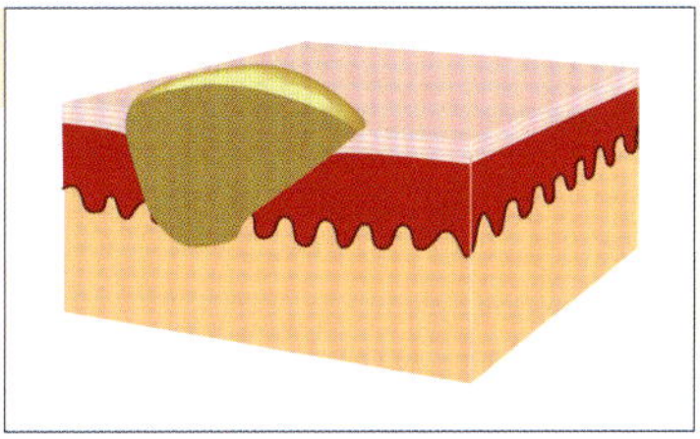

Entstehung auf Epitheldefekten der Haut
**Ursache**
Auflagerungen von eingetrocknetem
Sekret, Eiter oder Blut, gelb-weißliche
Fibrinbeläge

## Atrophie (Schwund)

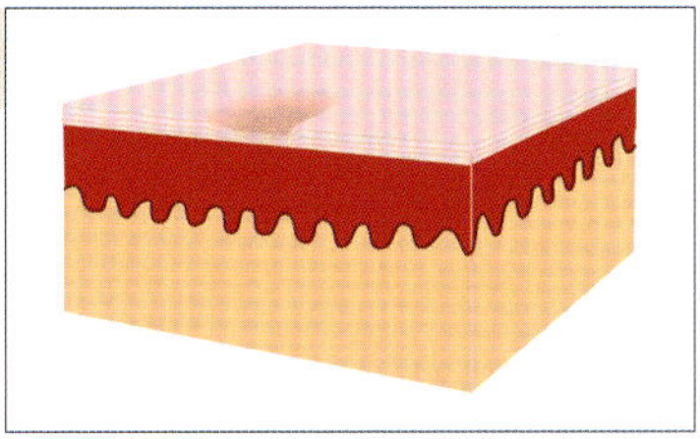

Degenerativer Prozess
**Ursache**
Verdünnung / Abflachung
Mukosa erscheint gerötet

## Narbe (Zikatrix)

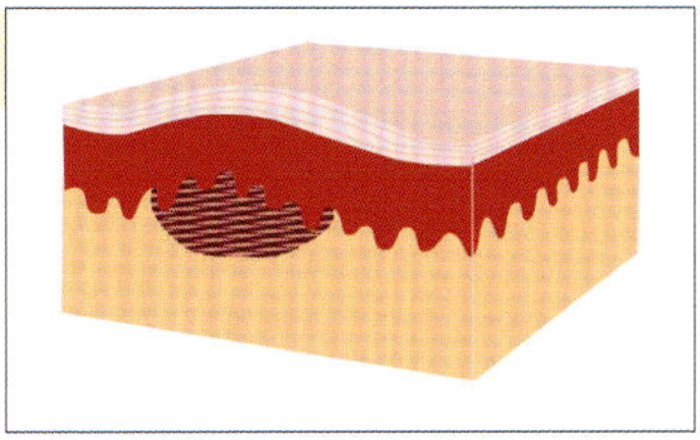

Restzustand nach Heilung eines
Substanzdefekts
**Ursache**
Gefäßarmes, derbes Bindegewebe

## Indikation

Mit der Biopsie erfolgt die Einteilung der Veränderung in:

- Benigne
- Präkanzerös
- Maligne

**Folgende Veränderungen sollten biopsiert werden**

- Weiße Mundschleimhautveränderungen
- Ulzerationen, die mehr als 14 Tage bestehen und nicht abheilen
- Persistierende Schwellungen ohne eindeutige Diagnose
- Therapieresistente Veränderungen

Alle Läsionen, die nach 14 Tagen keine Besserung zeigen, müssen biopsiert werden
Bei Verdacht auf eine maligne Veränderung ist die Biopsie nicht vom Zahnarzt durchzuführen, sondern von einem Spezialisten

## Technik

Exzisionsbiopsie (Zahnarzt / Spezialist)

- In toto; bis 1cm Durchmesser indiziert
- Entfernung des veränderten Bereiches, einschließlich gesunden Gewebes
- Werden in Form einer Ellipse mit keilförmiger Entfernung des Gewebes vorgenommen
- Ausreichend gesundes Gewebe erfassen (mögliche wichtige diagnostische Hinweise an der Übergangszone zwischen gesunder und pathologischer Mundschleimhaut)

Inszisionsbiopsie (Zahnarzt / Spezialist)

- Sollte ebenfalls gesundes Gewebe mit einschließen
- Größe der pathologischen Veränderung Ø > 1,5 - 2,0 cm
- Bei Veränderungen größeren Ausmaßes → mehrere Biopsien zur Erfassung aller Charakteristika möglich

Bürstenbiopsie (Zahnarzt / Spezialist)

- Abstrich mit Bürste
- Nur wenn kein Malignitätsverdacht
- Zur Verlaufskontrolle geeignet

## Durchführung und Versorgung der Biopsie

- Die Biopsie ist eine chirurgische Maßnahme
- Keine Biopsie ohne Lokalanästhesie
  Anästhetikum (mit Vasokonstriktor)
  Nicht in Biopsiebereich injizieren
- Keine gefärbten Desinfektionsmittel (beeinflusst die Gewebepräparation, was zu Problemen bei der histologischen Beurteilung führt)
- Keine Elektro- oder Laserchirurgie
- Vermeidung von Gewebsschäden wie Risse, Quetschungen → Gewebsveränderungen können nur dann richtig erkannt werden, wenn alle Details des Biopsiematerials erhalten sind
- Sofortige Überführung in die Fixierlösung
- Naht:

  → Atraumatische Naht mit gebogener, schneidender Nadel
  → Mono- oder polyfiler Faden, Stärke 3,0
  → Abstand zwischen einzelnen Nähten → 4 - 5 mm
  → Nahtentfernung nach einer Woche

## Kontraindikationen

Dunkel pigmentierte Mundschleimhautveränderungen müssen ausschließlich vom Spezialisten (Oralchirurgen / MKG-Chirurgen) entfernt werden.

## Dos

- Sorgfältige Auswahl der Lokalisation für eine Inzisionsbiopsie
- Injektion entfernt vom Biopsiebereich, nie im Biopsiebereich
- Gesundes Gewebe in die Inzisionsbiopsie mit einbeziehen
- Nur Skalpell
- Sofortige Fixaton des Präparats nach der Entnahme
- Eindeutige klinische Angaben und Lokalisationsbeschreibungen an den Pathologen weitergeben
- Immer klinische mit der histopathologischen Diagnose in Einklang bringen

> Der Pathologe kennt den Patienten klinisch nicht und ist auf die Informationen des einsendenden Zahnarztes zwingend angewiesen, um einen korrekten Befund erstellen zu können

## Don'ts

- Keine Elektrochirurgie oder Laser
- Artefakte durch Pinzette oder anderes Instrumentarium vermeiden

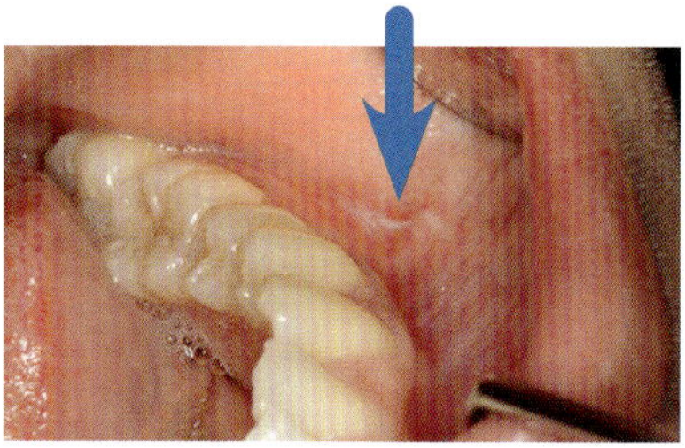

**1.** Prä-Op

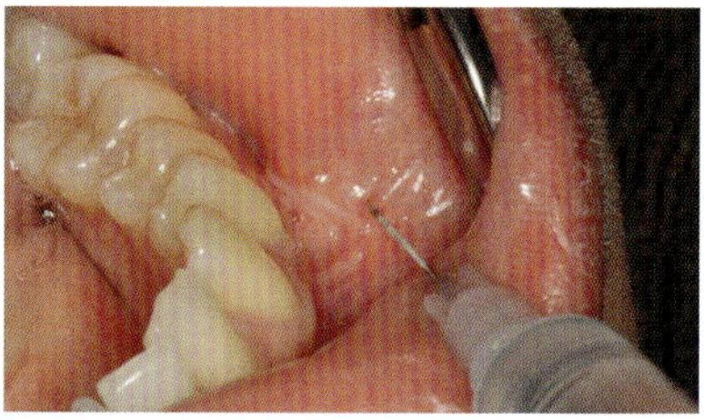

**2.** Zirkuläre Lokalanästhesie

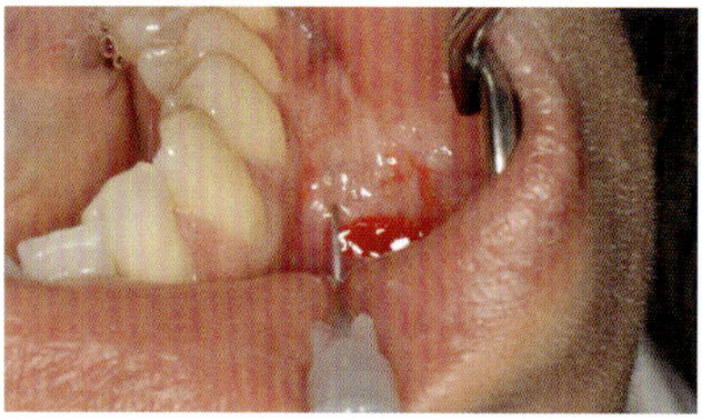

**3.** Zirkuläre Lokalanästhesie

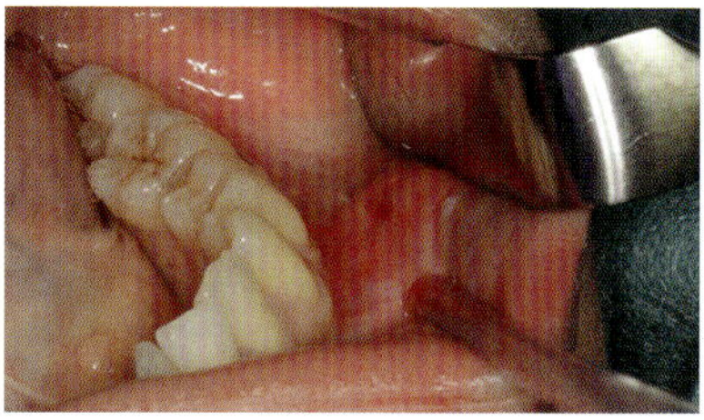

**4.** Darstellung

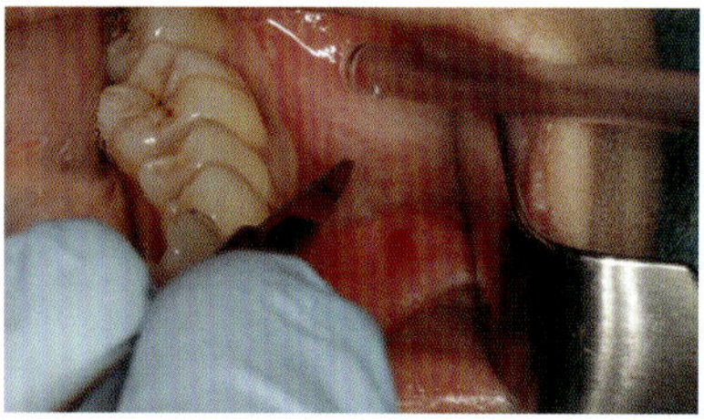

**5.** Inzision

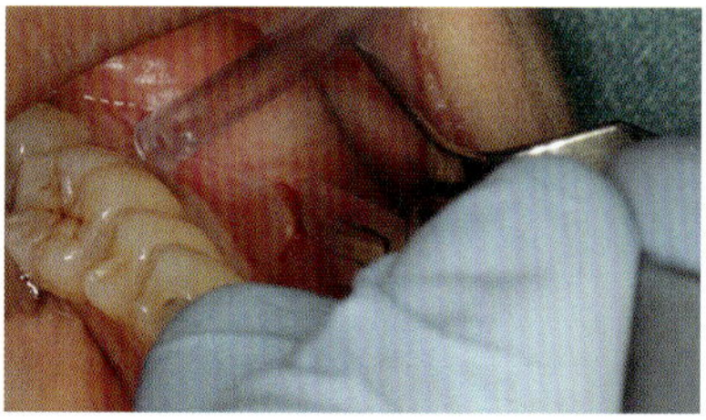

**6.** Inzision

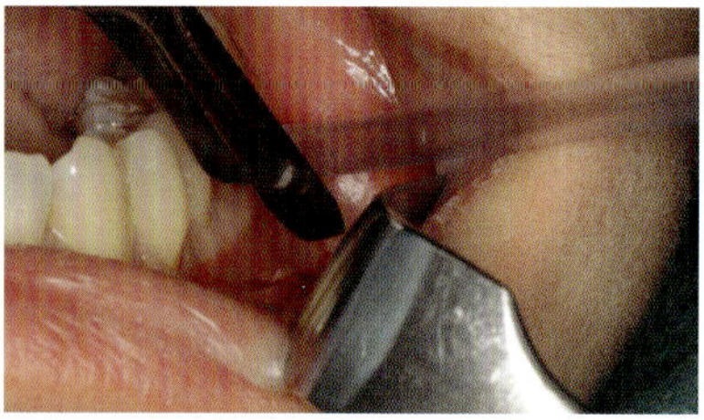

**7.** Inzision

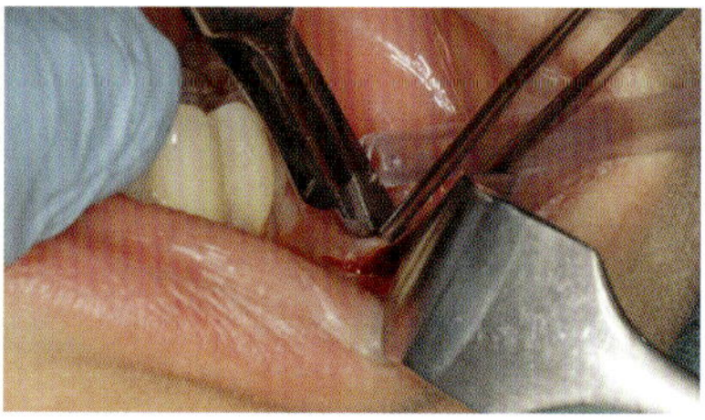

**8.** Inzision, gesunde Areale erfassen

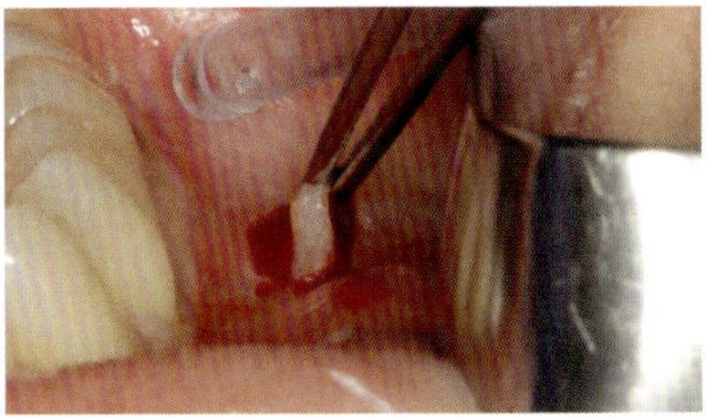

**9.** Entnahme der Biopsie
Cave: Quetschartefakte

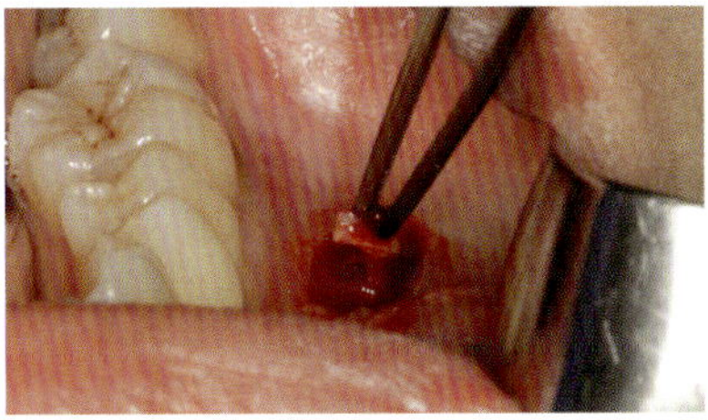

**10.** Entnahme der Biopsie
Cave: Quetschartefakte

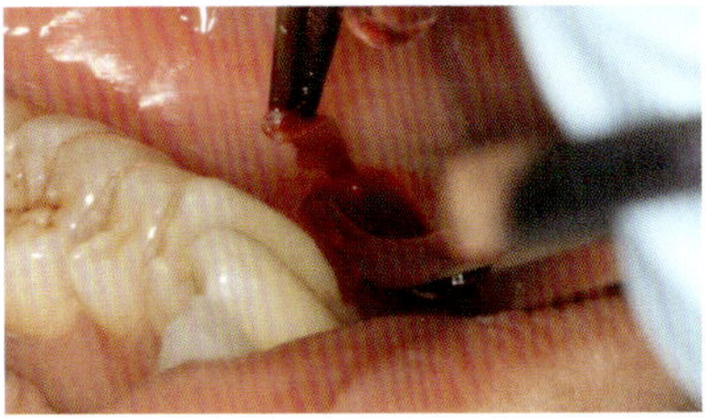

**11.** Entnahme der Biopsie
Cave: Quetschartefakte

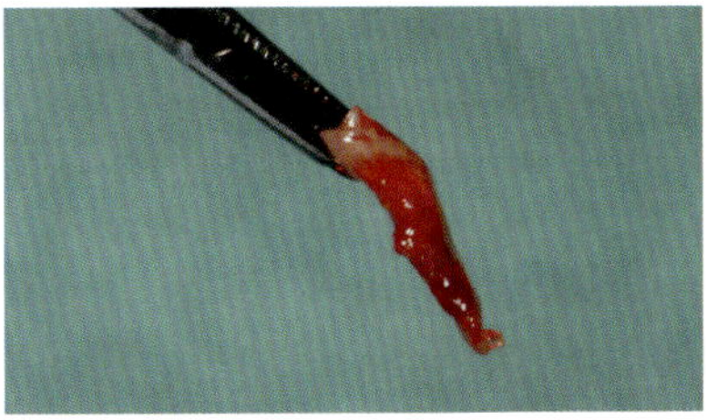

**12.** Biopsie nach Entnahme
Cave: Quetschartefakte

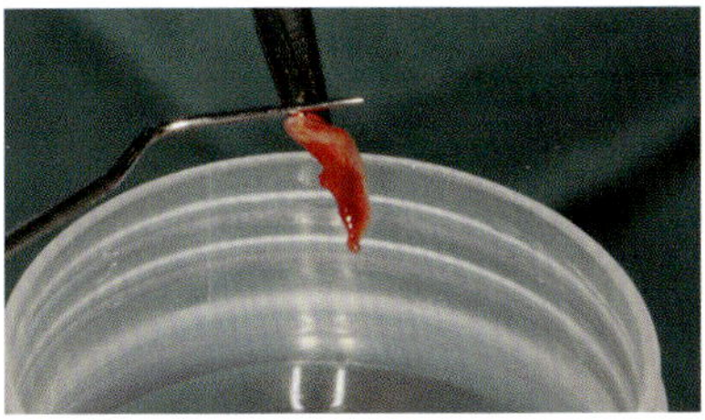

**13.** Überführung in Fixierlösung

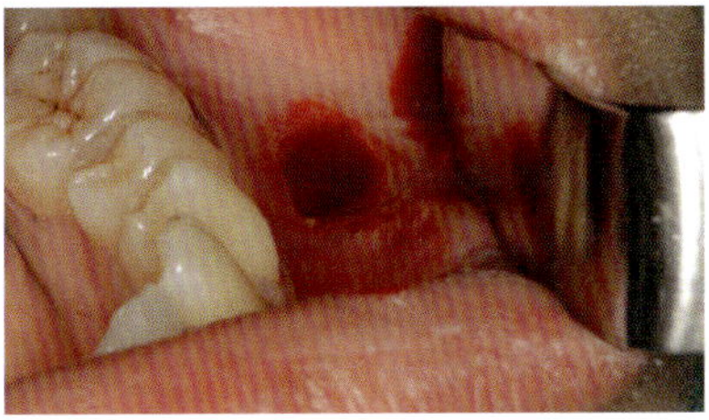

**14.** Zustand nach Biopsie

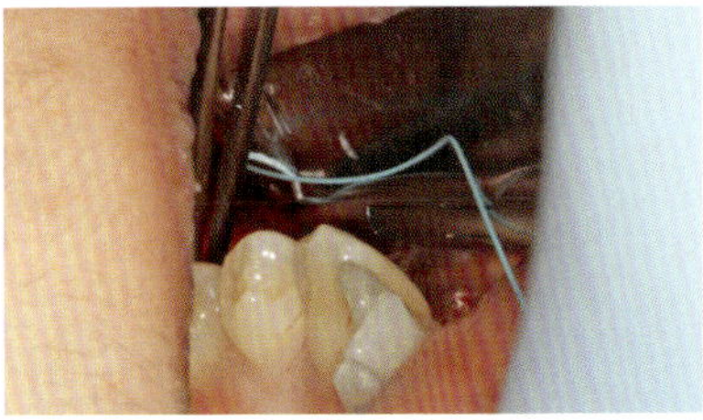

**15.** Naht

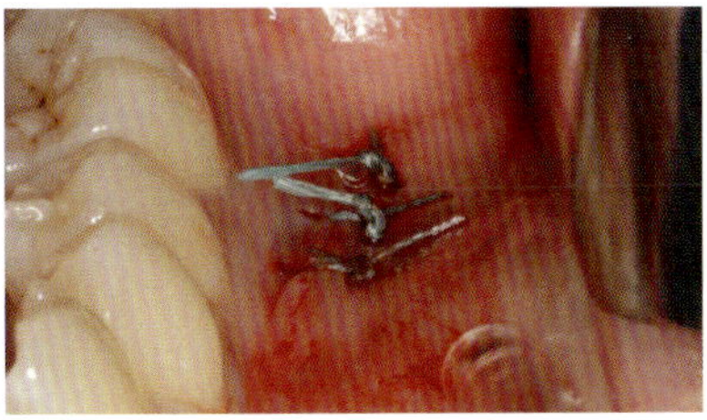

**16.** Post-Op

# Weiße Mundschleimhauterkrankungen

# Lichen planus

### KL

**Nicht abwischbar**
Beginn: einzeln stehende, weiße Papeln (papulöser L.p.)
Später: netzartiger retikulärer Lichen planus (geschlossener L.p.)
Einzeln stehende Knötchen möglich
25 - 35 % der Patienten mit Hautsymptomen

**Lippensymptome**
Diskret, netz- bzw. ringförmig, streifig

**Subjektive Beschwerden**
Mundtrockenheit, Brennen und Schmerzen bei sauren und scharfen Nahrungsmitteln

### LOK

Wange (80 %), Zunge (50 %), Lippenrot (20 %), Gaumen (15 %), Gingiva (10 %), meist symmetrisch
Tonsillen Ausnahme,
Extraoral: Beugeseiten der Arme, Handgelenke, Unterschenkel, Genitale
Frauen 2x > Männer, > 30 Jahre

### ÄT

Unklar, spontan auftretend durch Medikamente (selten)
Graft-versus-host-Reaktion (Knochenmarktransplantation)
Lichenoide Reaktion auch als Kontaktallergie (auf Zahnersatzmaterialien)

### DI

Probebiopsie

### DD

Prothesenstomatitis wegen erhöhter Verletzlichkeit der Mundschleimhaut
Lupus erythematodes discoides
Leukoplakie
Vernarbendes Schleimhautepithel

### TH

Überwachung alle 3 Monate empfohlen
Mundhygenieunterweisung und Ernährungsberatung

### CAVE

Mögliche Präkanzerose

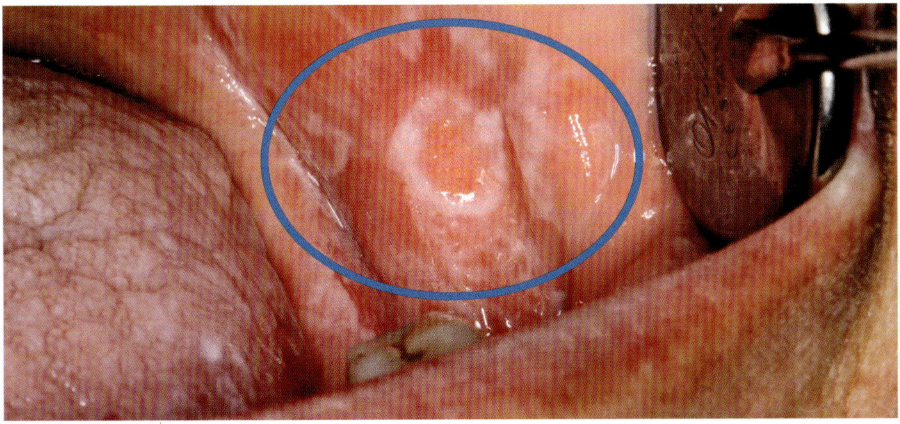

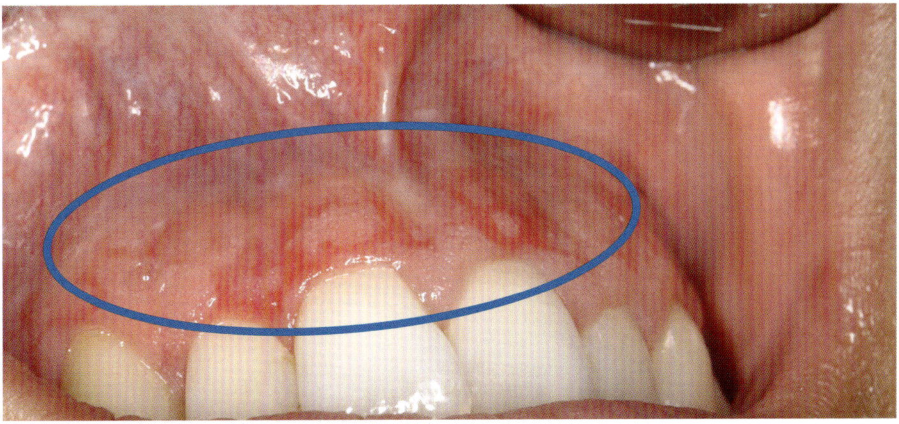

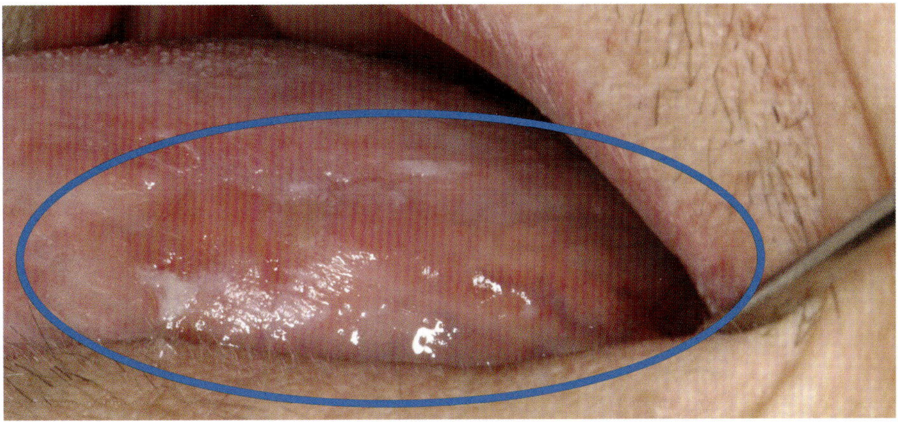

# Lichen planus

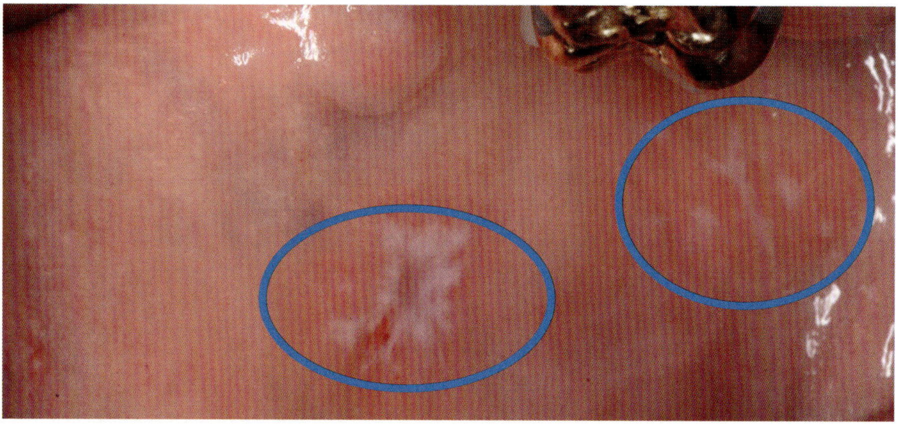

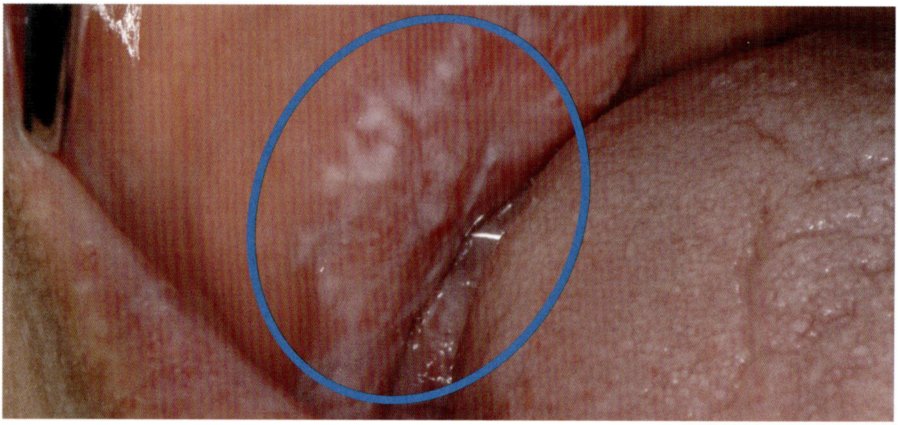

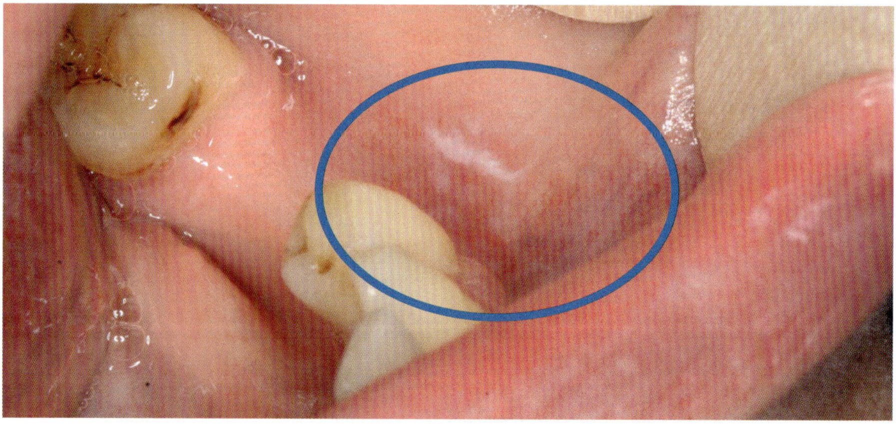

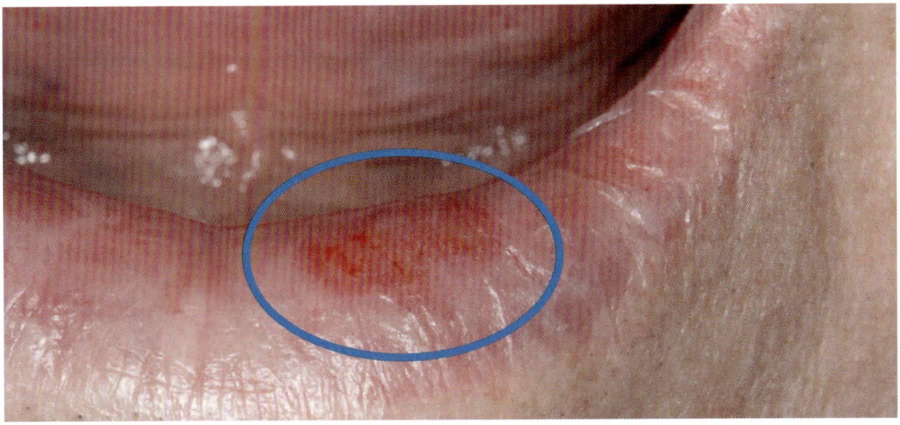

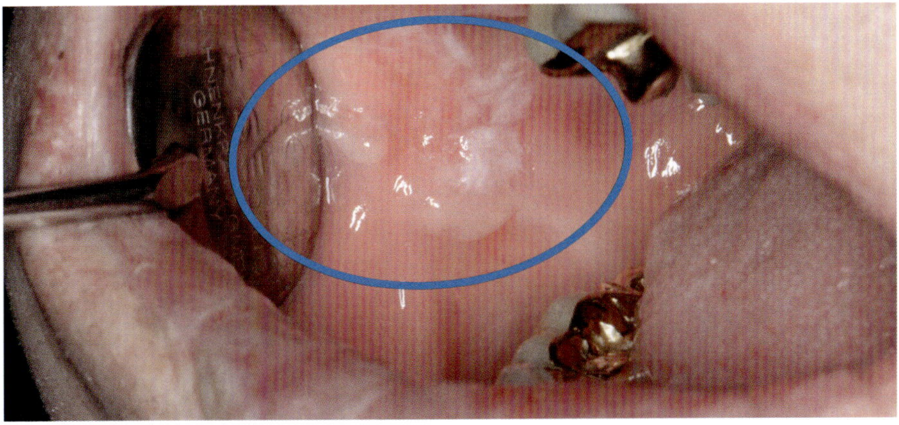

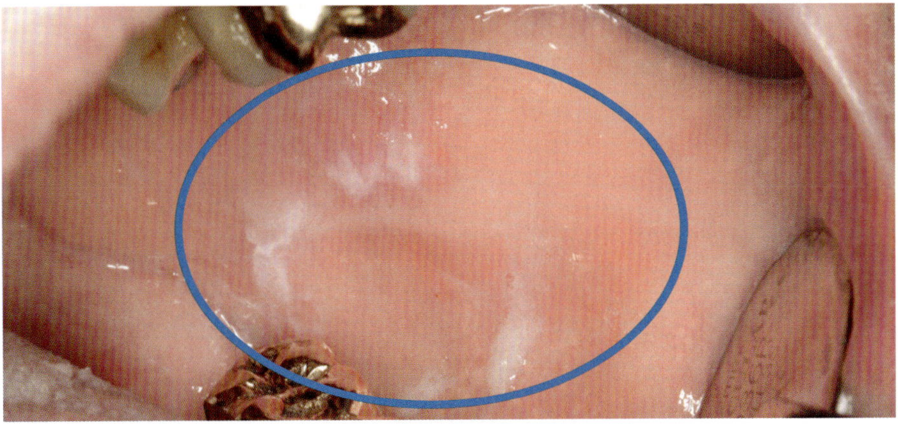

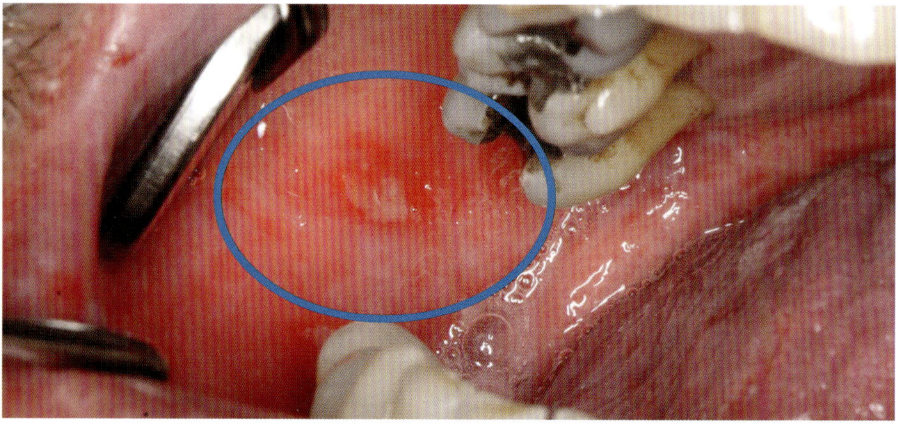

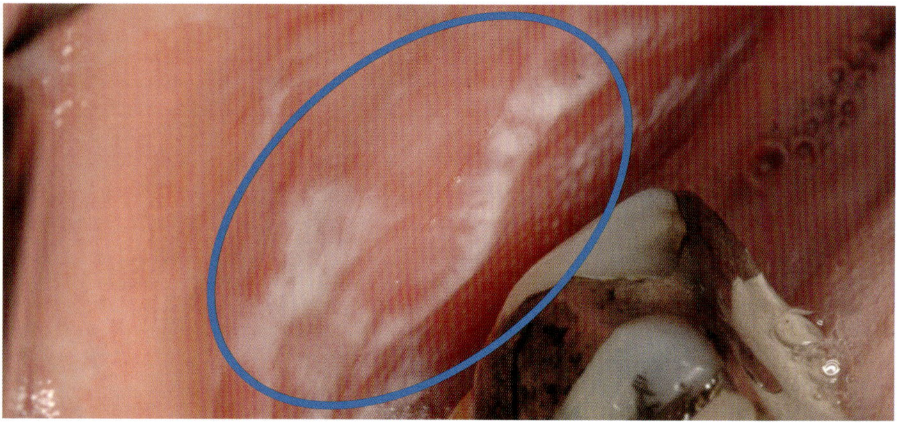

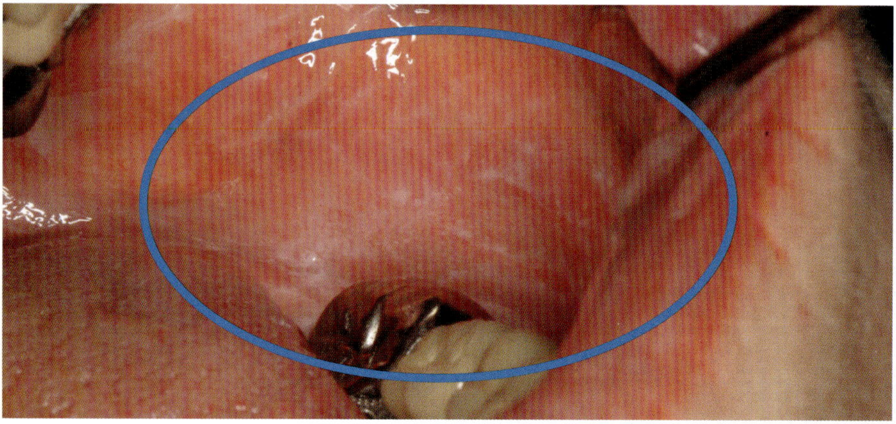

> 30 Jahre | ♀ >> ♂



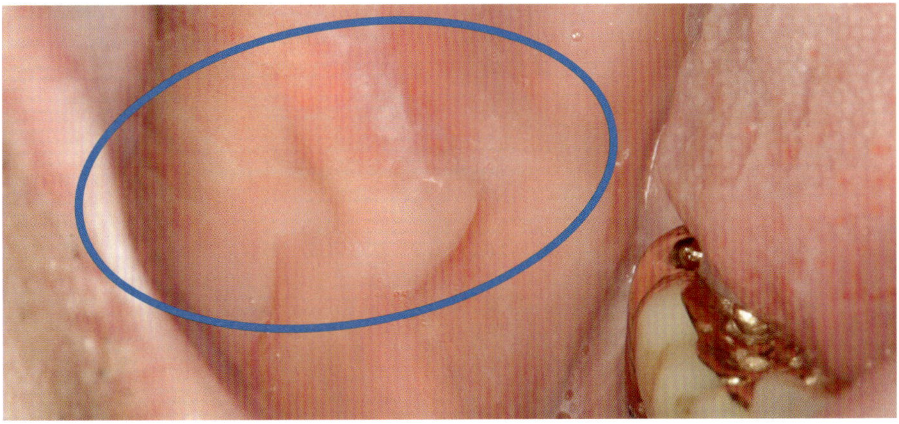

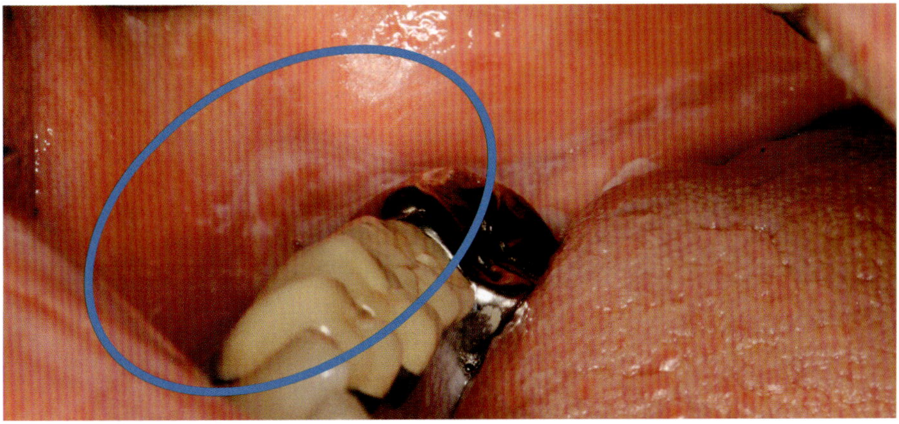

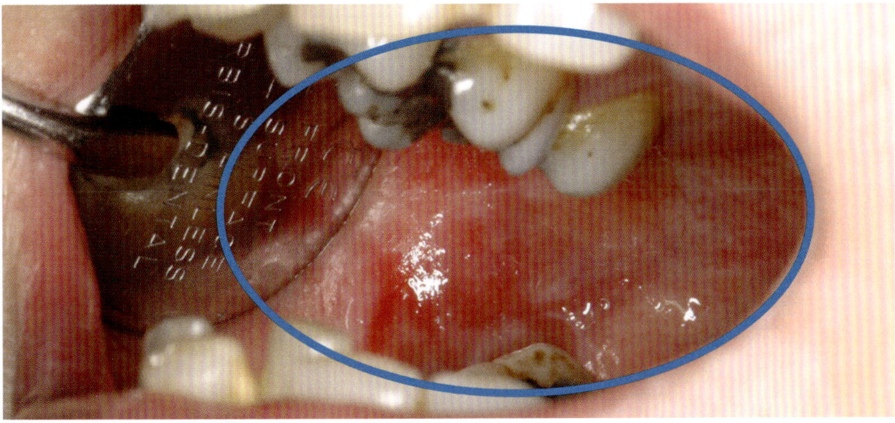

# Leukoplakischer Lichen planus

## hyperplastischer Lichen planus / Plaque Form des Lichen planus

| | |
|---|---|
| KL | **Nicht abwischbar**<br>Pflastersteinartig, diffuse Glättung |
| LOK | Besonders häufig an Zunge, am meisten Zungenrücken > Zungenseiten > Unterfläche > Wangenschleimhaut |
| ÄT | Unklar, spontan auftretend durch Medikamente (selten)<br>Graft-versus-host-Reaktion (Knochenmarktransplantation)<br>Lichenoide allergische Reaktion gegen Dentalmaterialien (Kontaktstellen) |
| DI | Probebiopsie<br>Allergieaustestung auf zahnärztliche Werkstoffe |
| DD | Prothesenstomatitis<br>Lupus erythematodes discoides<br>Leukoplakie<br>Vernarbendes Schleimhautepithel |
| TH | Lokal: hochpotente Steroide<br>Calcineurininhibitoren<br>Systemisch: Retinoide, Methotrexat, Kortikosteroide, Hydroxychloroquin, Doxycyclin, Steroid Pulstherapie<br>Mundhygenieunterweisung und Ernährungsberatung |
| CAVE | Mögliche Präkanzerose |

# Leukoplakischer Lichen planus

hyperplastischer Lichen planus / Plaque Form des Lichen planus

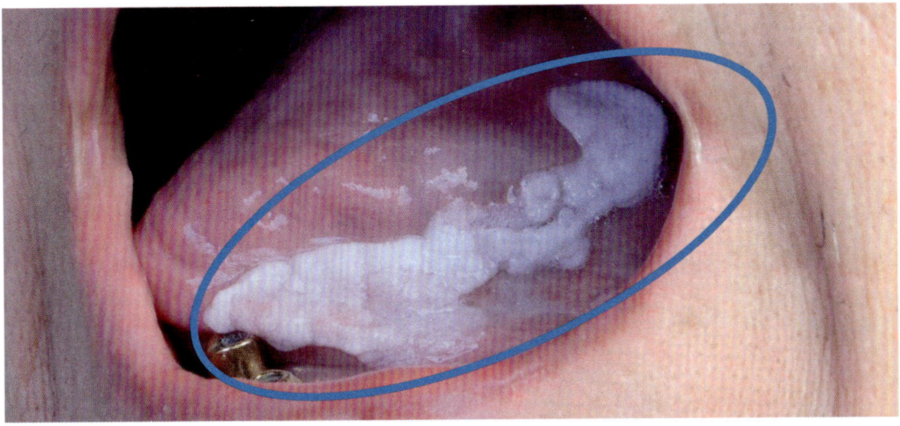

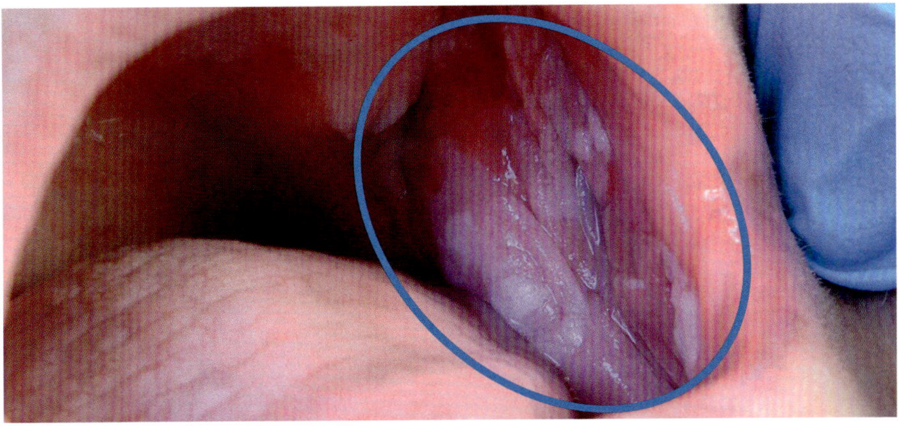

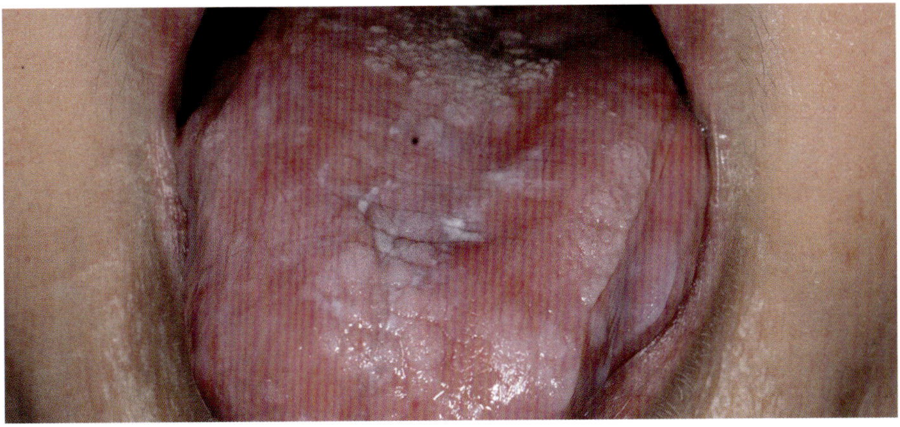

# Lichen planus erosivus

| | |
|---|---|
| **KL** | **Nicht abwischbar**<br>Netzartige, weißliche Papeln und erosive, ulzeröse Anteile<br>Bei ca 7 % aller Lichen planus Patienten<br>Oft wochen- bis monatelang<br>Bedeckung mit Fibrinschicht möglich<br><br>**Subjektive Beschwerden**<br>Brennen und Schmerzen bei sauren und scharfen Nahrungsmitteln |
| **LOK** | Wangenschleimhaut und Gingiva |
| **ÄT** | Unklar, spontan auftretend durch Medikamente (selten)<br>Graft-versus-host-Reaktion (Knochenmarktransplantation) |
| **DI** | Möglichst frühe Probebiopsie bei Karzinomverdacht |
| **DD** | Prothesenstomatitis; Lupus erythematodes discoides; Leukoplakie; Vernarbendes Schleimhautepithel; Epithelialer Nävus; Fokale epitheliale Hyperplasie; Morbus Bowen; bullöse Autoimmundermatosen |
| **TH** | Lokal: hochpotente Steroide<br>Calcineurininhibitoren<br>Systemisch: Retinoide, Methotrexat, Kortikosteroide, Hydroxychloroquin, Doxycyclin, Steroid Pulstherapie<br>Mundhygenieunterweisung und Ernährungsberatung |
| **CAVE** | Plattenepithelkarzinom möglich<br><br>**Besonders schwere Krankheitsfälle**<br>< 1 % aller Patienten Symptome über Jahre mit wechselnder Ausprägung, permanente Schmerzen → Gewichtsabnahme mit psychischen und sozialen Auswirkungen |

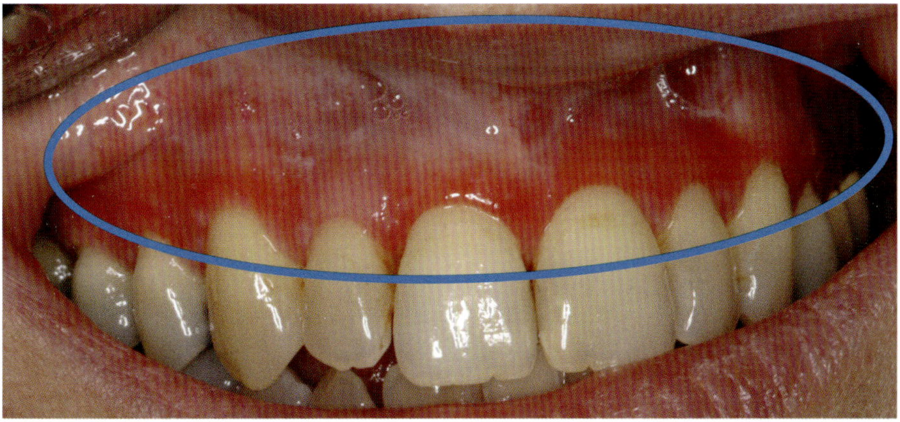

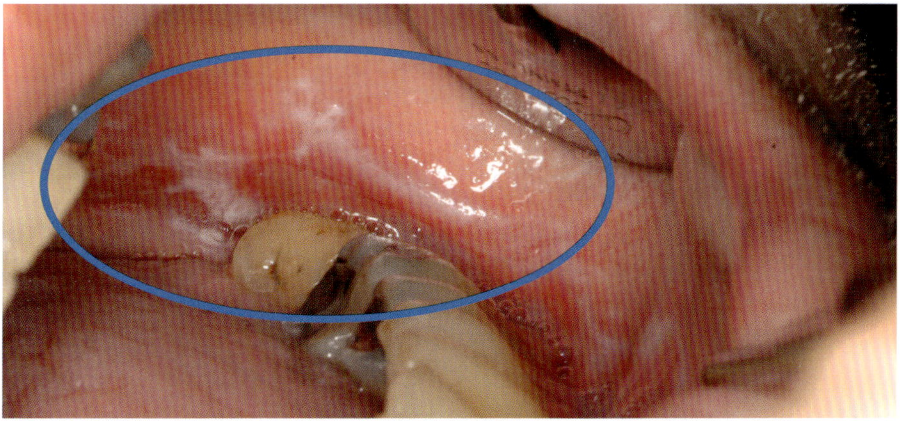

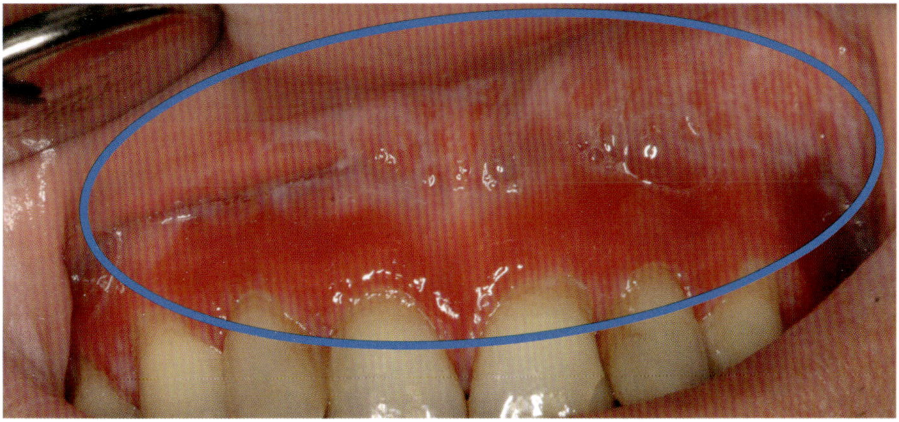

# Leukokeratose

## Leukokeratosis nicotinica palati

| | |
|---|---|
| KL | **Nicht abwischbar**<br>Dicht aggregierte weiße Papeln<br>Zentral eingesenkter oder entzündlicher prominent gelegener roter Punkt<br>Flächenhaft weiß oder rosaweiß |
| LOK | Gaumen |
| ÄT | Exzessives Rauchen |
| DI | Klinisches Erscheinungsbild<br>Raucheranamnese |
| DD | **In seltenen Fällen**<br>Verbrennung mit heißen Getränken<br>Aggressive, scharfe Lutschtabletten |
| TH | Absetzen des Tabakkonsums → Rückbildung |
| CAVE | Keine Präkanzerose |

# Leukokeratose

## Leukokeratosis nicotinica palati

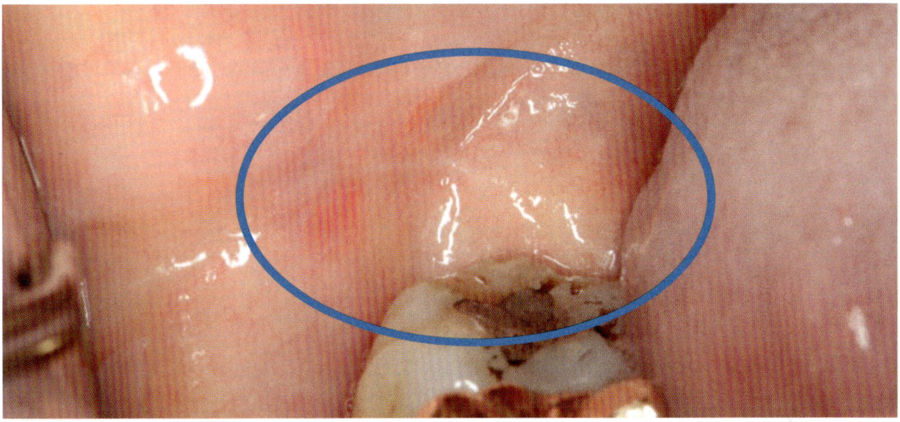

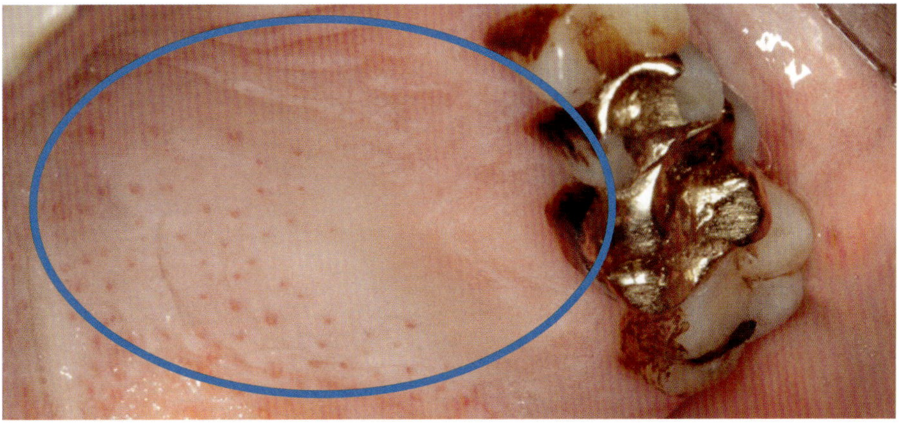

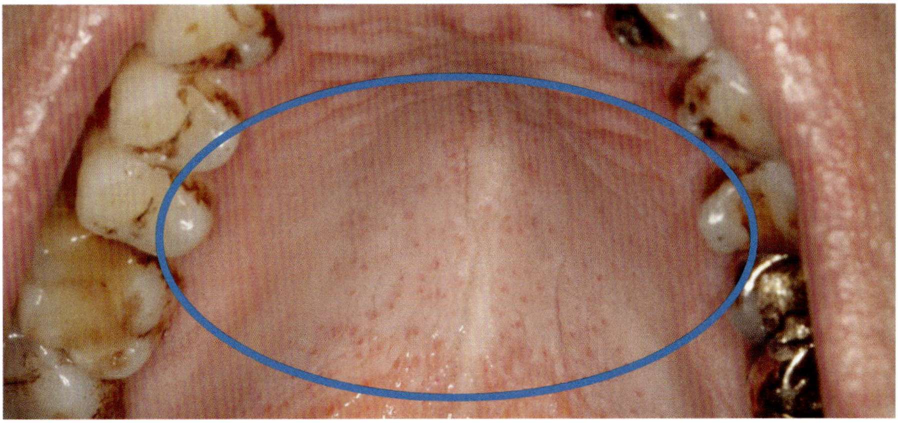

# Leukoplakia simplex
## Einfache Leukoplakie

| | |
|---|---|
| **KL** | **Nicht abwischbar**<br>Plane, das Schleimhautniveau nicht überragende, homogene, spiegelnd-glatte bis stumpf-matte, weißliche Verfärbung, scharf abgesetzt oder unscharf in Umgebung auslaufend, Belastungshyperkeratosen |
| **LOK** | Wangenschleimhaut (besonders retroangulär, dann meist symmetrisch), Lippenrot, labiale Mukosa, Zunge, harter Gaumen, sublingual, gesamtes Zahnfleisch |
| **ÄT** | Exogen-irritativ, durch chronische, chemische oder physikalische Noxen z.B. scharfe Zahnkanten, fehlerhaft gestaltete Prothesen<br>Idiopathisch |
| **DI** | Probebiopsie |
| **DD** | Leukoplakie-Karzinom (= spinozelluläres Karzinom)<br>Verruköses Karzinom<br>Morbus Bowen<br>Lichen planus |
| **TH** | Ausschaltung der Reizfaktoren → Rückbildung, regelmäßige Kontrolluntersuchung notwendig, Überweisung an Spezialisten / Fachklinik |
| **CAVE** | Übergang in präkanzerose Leukoplakie möglich |

# Leukoplakia simplex
Einfache Leukoplakie

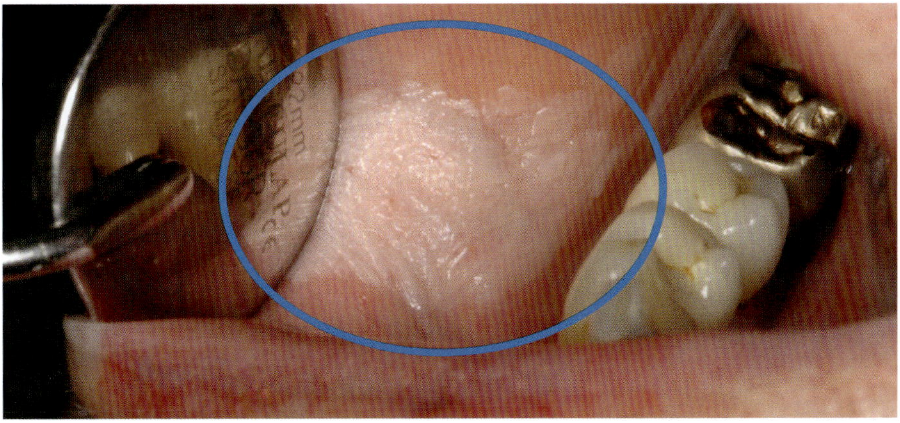

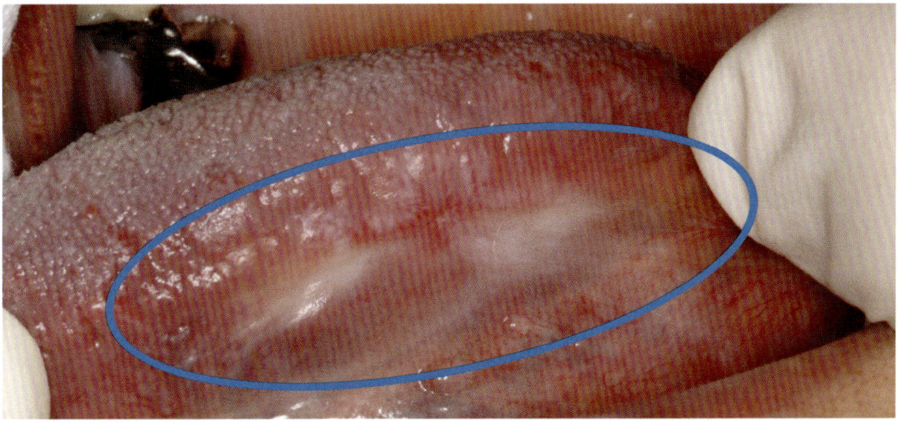

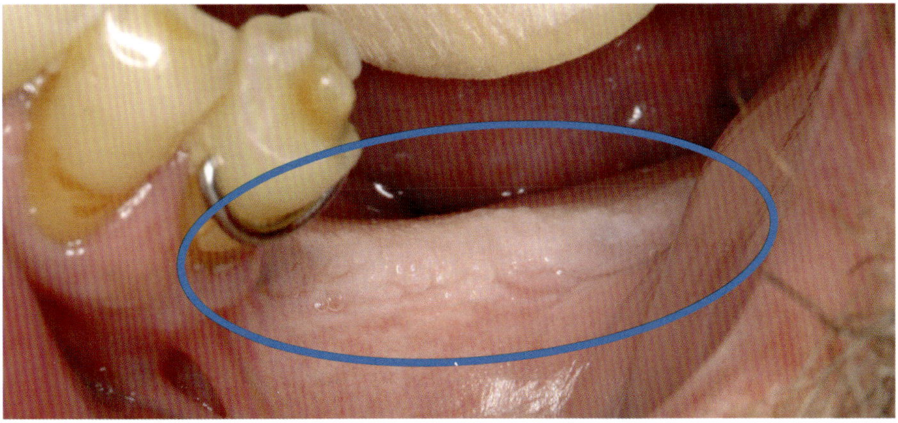

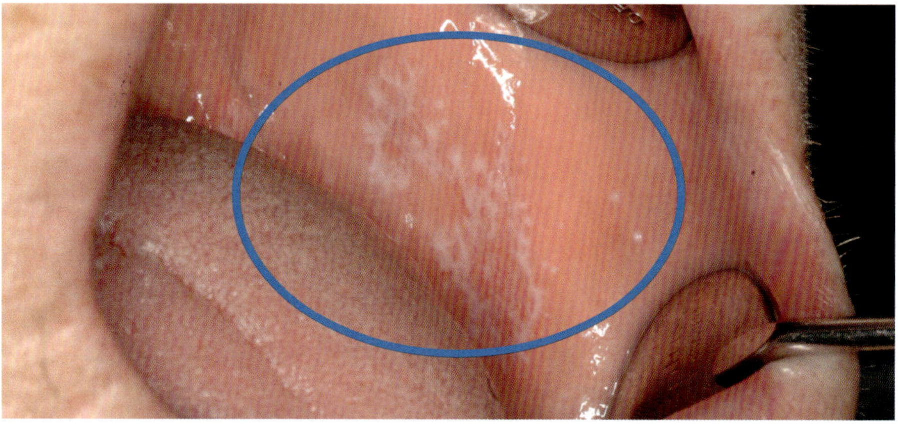

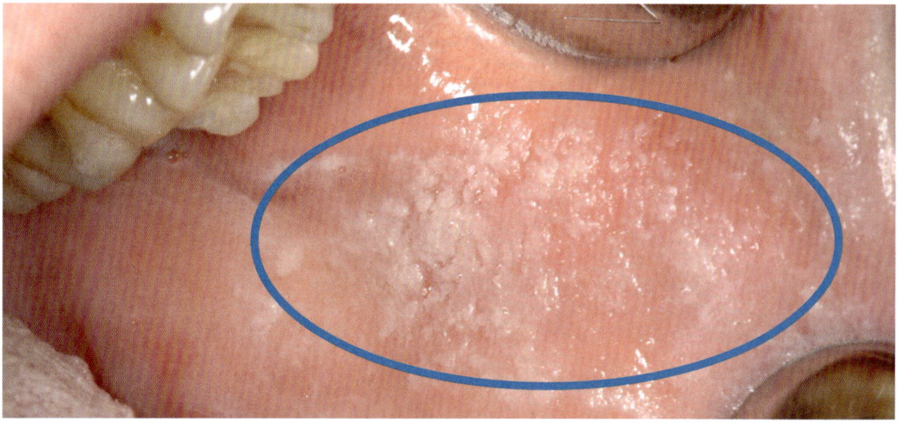

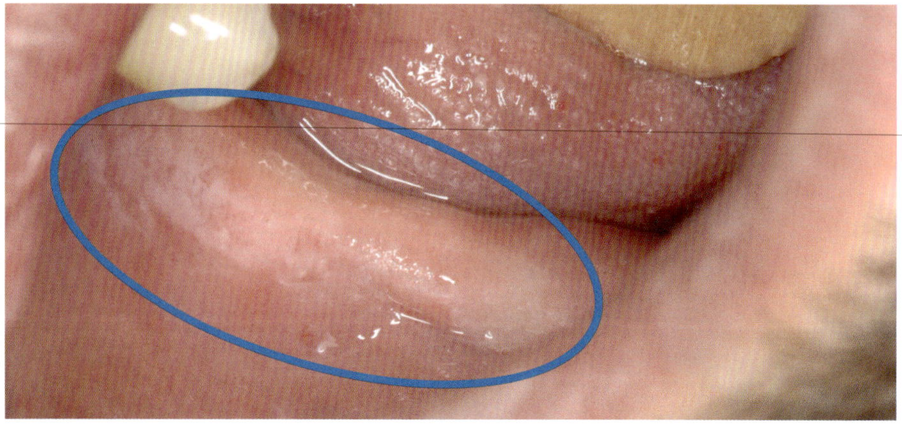

# Leukoplakia simplex

Einfache Leukoplakie

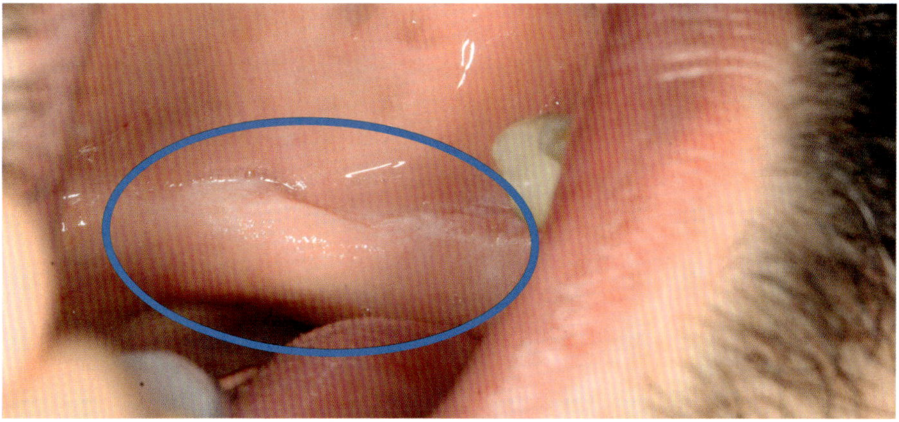

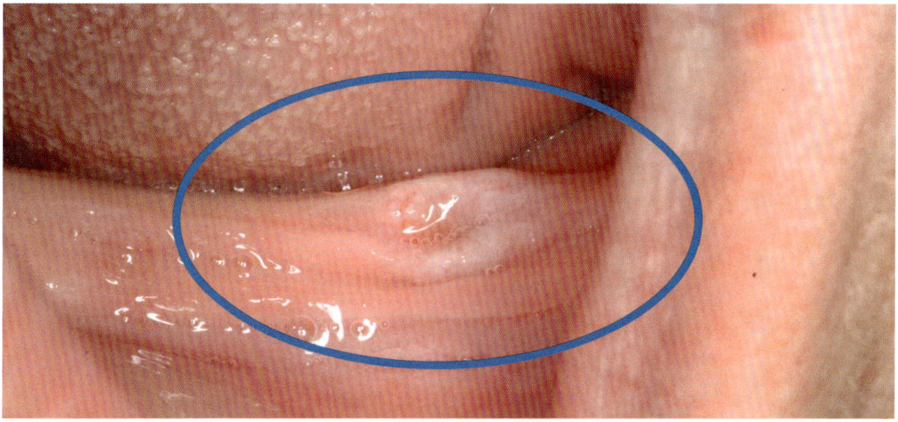

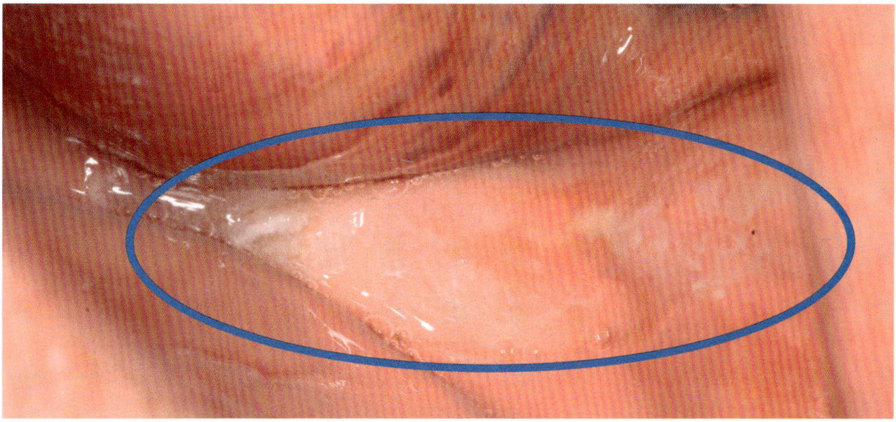

# Leukoplakia verrucosa
## Präkanzeröse Leukoplakien

| | |
|---|---|
| KL | **Nicht abwischbar**<br>Warzige, papillomatöse, das Schleimhautniveau überragende Veränderung<br>Papillomatös-exophytische oder papillomatös-endophytische Wuchsform<br>25 % aller oralen Leukoplakien |
| LOK | Bevorzugt am Alveolarfortsatz, Mundboden<br>Frauen < Männer, > 50 Jahre |
| ÄT | **Risikofaktoren**<br>Alkoholabusus<br>Rauchen<br>Mangelhafte Mundhygiene |
| DI | Exzisionsbiopsie (bis 1cm in toto) / Probebiopsie |
| DD | Carcinoma in situ (Morbus Bowen)<br>Leukoplakie-Karzinom (= spinozelluläres Karzinom)<br>Verruköses Karzinom<br>Lichen ruber erosivus<br>Hyperplastischer Lichen planus |
| TH | Chirurgische Entfernung, danach Überwachung im Abstand von 3 - 6 Monaten notwendig<br>Überweisung an Spezialisten / Klinik<br>Mundhygenieunterweisung und Ernährungsberatung |
| CAVE | Präkanzerose<br>Entartungsrisiko ca. 20 % |

# Leukoplakia verrucosa

Präkanzeröse Leukoplakien

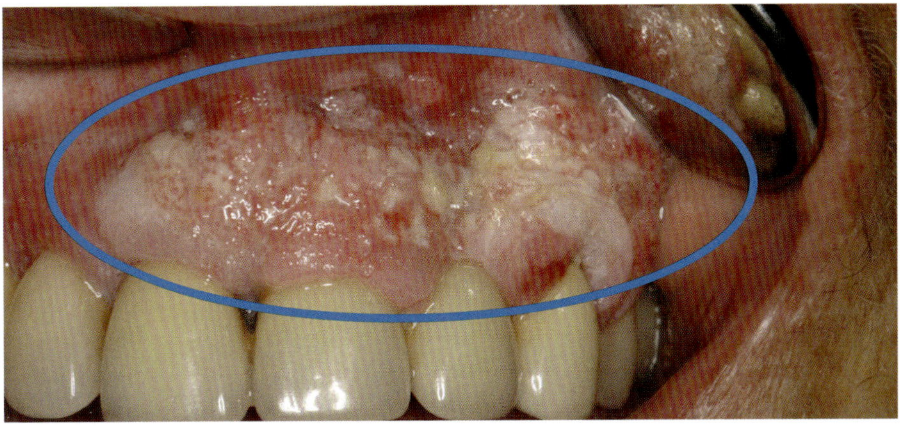

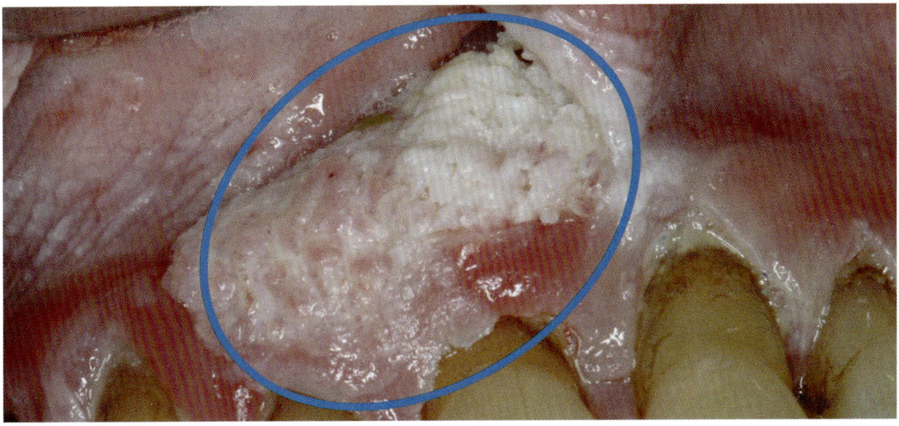

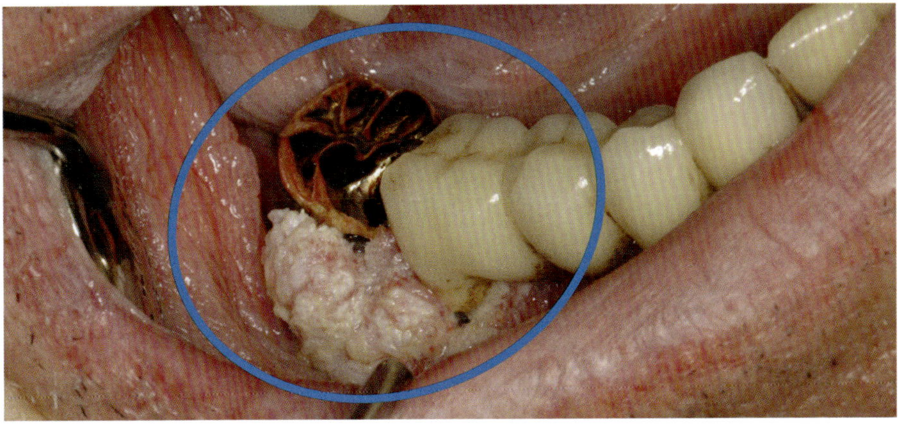

# Leukoplakia erosiva

## Präkanzeröse Leukoplakie

| | |
|---|---|
| KL | **Nicht abwischbar**<br>Unscharf begrenzte, erosive Herde, stark gefleckte Oberfläche, weißliche Areale wechseln sich mit rötlichen, erosiven Läsionen ab |
| LOK | Bevorzugt am Alveolarfortsatz, Mundboden<br>Frauen < Männer, > 50 Jahre |
| ÄT | **Risikofaktoren**<br>Alkoholabusus<br>Rauchen<br>Mangelhafte Mundhygiene |
| DI | Exzisionsbiopsie (bis 1cm in toto) / Probebiopsie |
| DD | Carcinoma in situ (Morbus Bowen)<br>Leukoplakie-Karzinom (= spinozelluläres Karzinom)<br>Verruköses Karzinom<br>Lichen ruber erosivus<br>Hyperplastischer Lichen planus |
| TH | Chirurgische Entfernung, danach Überwachung im Abstand von 3 - 6 Monaten notwendig<br>Überweisung an Spezialisten / Klinik |
| CAVE | Präkanzerose<br>Entartungsrisiko ca. 35 % |

# Leukoplakia erosiva

Präkanzeröse Leukoplakie

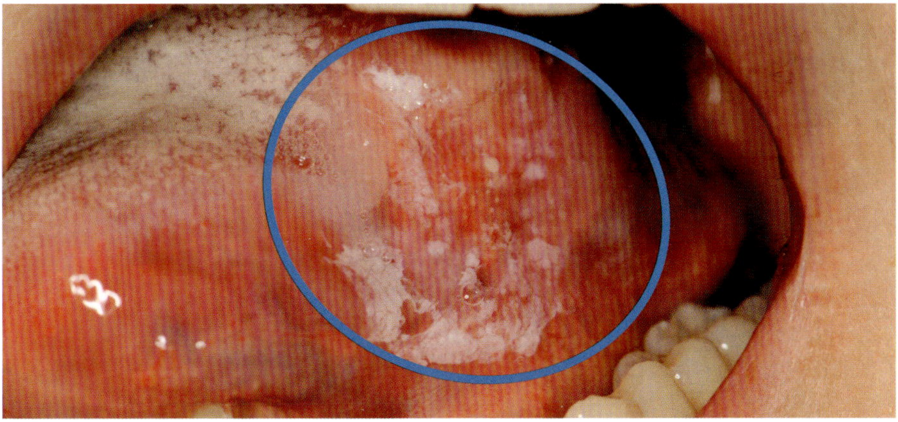

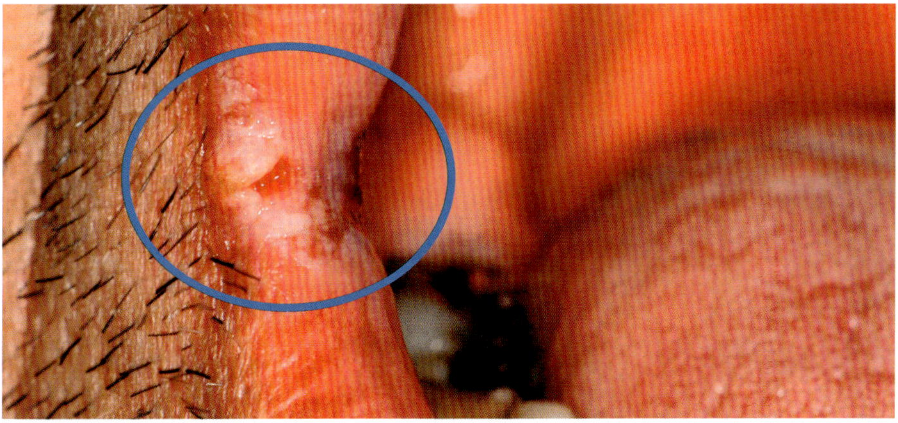

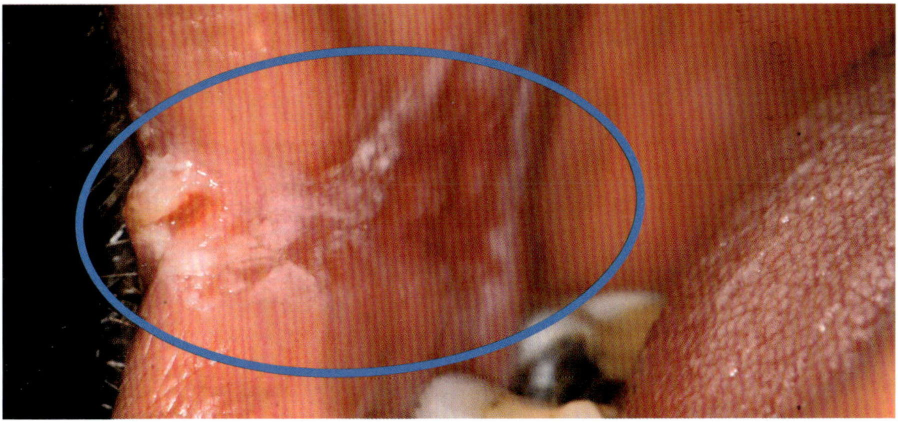

# Plattenepithelkarzinom
**spinozelluläres Karzinom, Spinaliom**

| | |
|---|---|
| **KL** | **Nicht abwischbar**<br>Beginn: meist weiße, rote oder gemischte Herde. Indurationen und Ulzerationen als Zeichen invasiven Wachstums<br>Schmerz als frühes Symptom möglich<br>Frühe Metastasierung in lokale Lymphknoten<br>3 - 4 % aller malignen Tumore, > 80 % aller malignen Neubildungen in Mundhöhle |
| **LOK** | Meistens Zunge, Mundboden, weicher Gaumen, Alveolarkamm<br>Frauen < 2x Männer, 90 % > 45 Jahre |
| **ÄT** | **Risikofaktoren**<br>Alkoholabusus<br>Rauchen<br>Mangelhafte Mundhygiene<br><br>Entstehung aus prämalignen erythroplakischen und leukoplakischen Veränderungen, Lichen ruber erosivus, Tuberkulose, tertiäre Syphilis, selten Genodermatosen (Dyskeratosis congenita, Xeroderma pigmentosum, Epidermolysis bullosa dystrophica) |
| **DI** | **Durch Spezialisten**<br>Bei fortgeschrittenem Patientenalter und raschem Wachstum<br>→ Probebiopsie und Untersuchung / Palpation aller oralen und perioralen Strukturen |
| **DD** | Leukoplakie<br>Lichen planus<br>Traumatische Ulzera<br>Neoplasien<br>Granulomatöse Erkrankung |
| **TH** | Überweisung an Spezialisten / Klinik |
| **CAVE** | Überlebensrate ca. 30 % wegen früher Metastasierung |

Siehe auch Seite 82

> 45 Jahre | ♀ << ♂

# Plattenepithelkarzinom

spinozelluläres Karzinom, Spinaliom

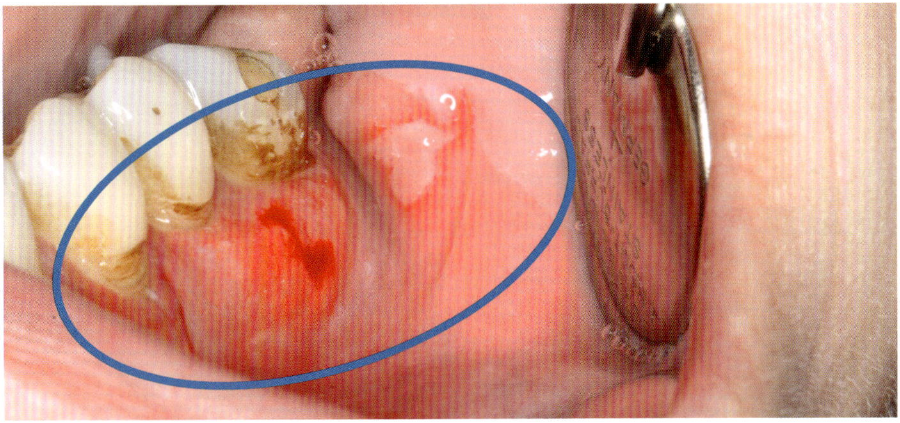

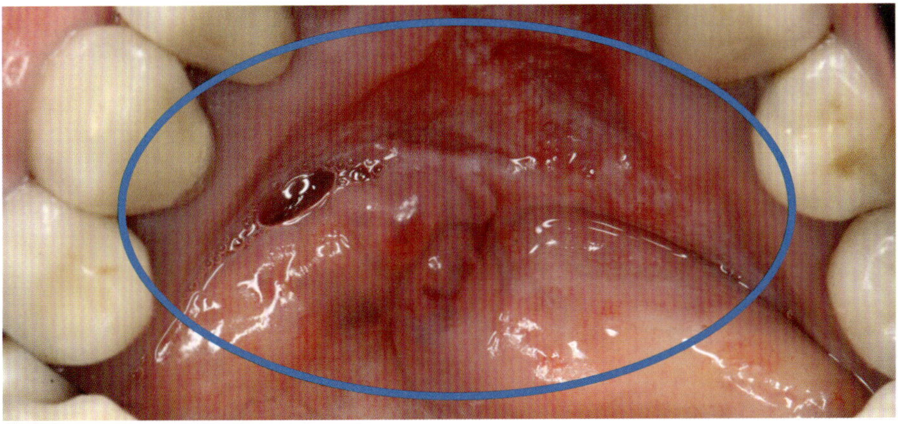

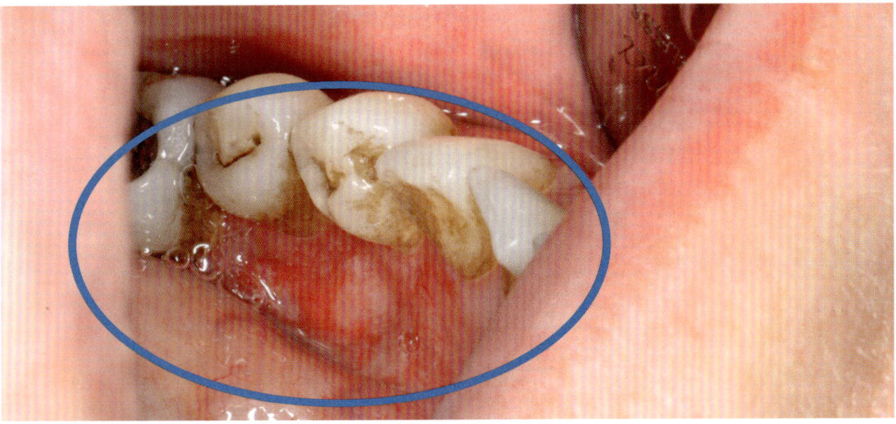

# Soor / Candidose

| | |
|---|---|
| **KL** | **Leicht abwischbar**<br>Anfänglich Rötung, milchig weiße Soorbeläge, mit Spatel abstreifbar, zurück bleibt Erythem<br>Bei dicken Belägen kein Abstreifen möglich → Blutung, Erosionen<br><br>**Subjektive Beschwerden**<br>Evtl. Metallgeschmack, Trockenheit / Brennen Mundschleimhaut |
| **LOK** | Wangen- und Lippenschleimhäute, Lippen extraoral<br>Ösophagus, Verdauungstrakt, Genitale, Finger |
| **ÄT** | Candida albicans; häufig Zweiterkrankung, CAVE: Grunderkrankung (Diabetes mellitus, maligne Systemerkrankungen, fieberhafte Infektionskrankheiten, Pneumonien, Morbus Addison / Crohn), z.T. durch medikamentöse Behandlungen (Antibiotika-Therapie, Zytostatika, Immunsuppressiva); Schwangerschaft, Antikonzeptiva, Anämien, Xerostomie, HIV, Bestrahlungstherapie, Zahnprothese |
| **DI** | Klinisches Erscheinungsbild, Abstrich zum nativen und kulturellen Erregernachweis |
| **DD** | **Akute atrophische Candidose**<br>Bei Antibiotika-Therapie, Diabetikern und Anfangsstadium von AIDS<br><br>**Chronische, hyperplastische Candidose (Candidaleukoplakie)**<br>Festhaftende, weiße Plaque mit rotem Randsaum zum Teil jahrelang vorhanden; meist Männer > 30 Jahre; selten Grunderkrankungen<br><br>**Chronische, atrophische Candidose**<br>Intensive, dunkle Rötung der Mundschleimhaut, erscheint glatt-atrophisch unter schlecht sitzender Prothese, Mundtrockenheit<br>Therapie: lokales Antimykotikum, Prothesenreinigung<br><br>**Lichen planus; Leukoplakie; Krankheiten mit Hyperkeratose** |
| **TH** | Lokale Antimykotika |
| **CAVE** | **Chronische mukokutane Candidose und granulomatöse Candidose bei Immundefekten** → Überweisung an Immunologen |

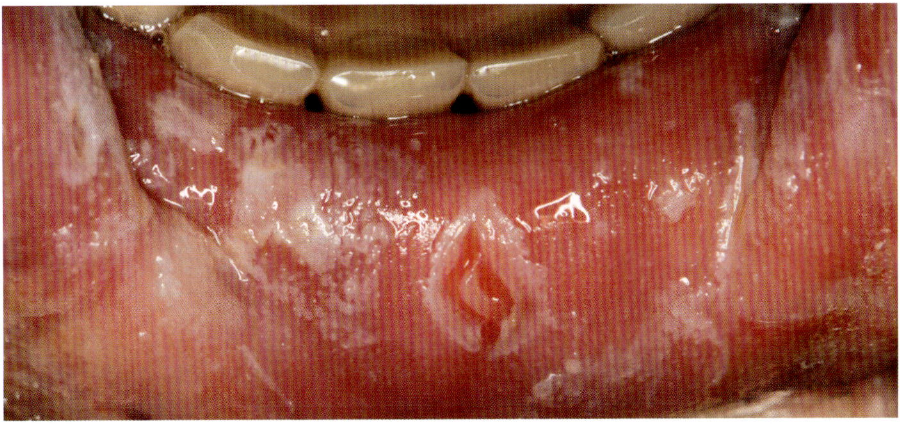

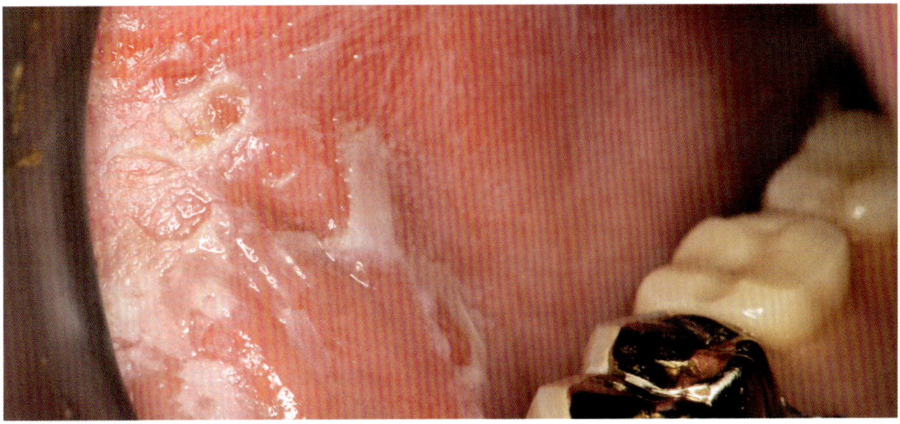

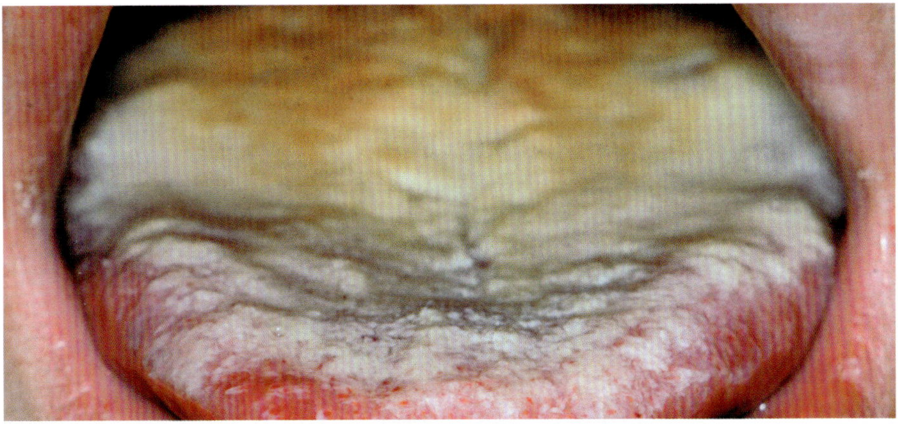

# Lupus erythematodes

## Systemischer Lupus erythematodes (SLE)

| | |
|---|---|
| **KL** | Mundschleimhautbeteiligung bei 30 % der Patienten<br>Bei stärkerer Krankheitsaktivität: netzförmige Erosionen und Ulzera, können wochen- bis monatelang bestehen, meist schmerzlos, sek. Candidose möglich, Xerostomie möglich, rezidivierende Pharyngitis mit Halsschmerzen, Heiserkeit und Schluckbeschwerden möglich<br>Lippen: erosiv-krustöse Herde<br>Hautsymptome: bei 80 % der Patienten<br>Allgemeinerkrankung: Polyarthritis, Polymyositis, Nephritis, Myokarditis, Polyserositis (Pleuritis, Perikarditis, Peritonitis), Psychische Veränderungen |
| **LOK** | Gaumen, seltener Wangenschleimhaut, Zunge, meist symmetrisch<br>Vorzugsweise bei Frauen zw. 20. und 40. Lebensjahr, bei 80 % der Patienten |
| **ÄT** | Autoimmunerkrankung |
| **DI** | In der Regel klinische und serologische Befunde vorhanden, Diagnose eindeutig, keine Probebiopsie nötig |
| **DD** | **Diskoider Lupus erythematodes (DLE)**<br>Große Variationsbreite, Ulzeration selten<br>Können Monate bis Jahre bestehen<br>Lippen: fleckförmige Erytheme, Atrophie, keratotische Umwandlung,<br>Haut: scheibenförmige, gerötete Herde mit eingesunkenem Zentrum und deutlichem Randwall, bei Abheilung Narbenbildung,<br>Schmerzen / Brennen bei Nahrungsaufnahme möglich<br><br>**Lichen planus** |
| **TH** | Stadiengerechte Therapie des systemischen Lupus erythematodes durch Spezialisten (Rheumatologe)<br>Mundhygieneunterweisung |
| **CAVE** | |

# Lupus erythematodes

Systemischer Lupus erythematodes (SLE)

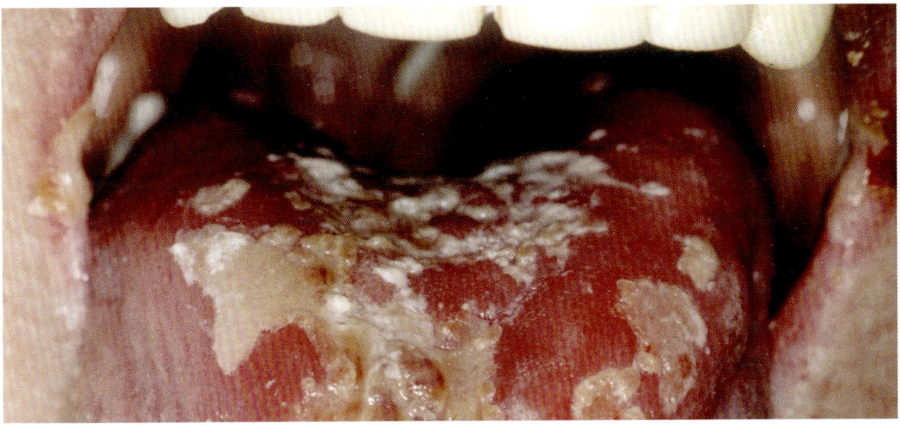

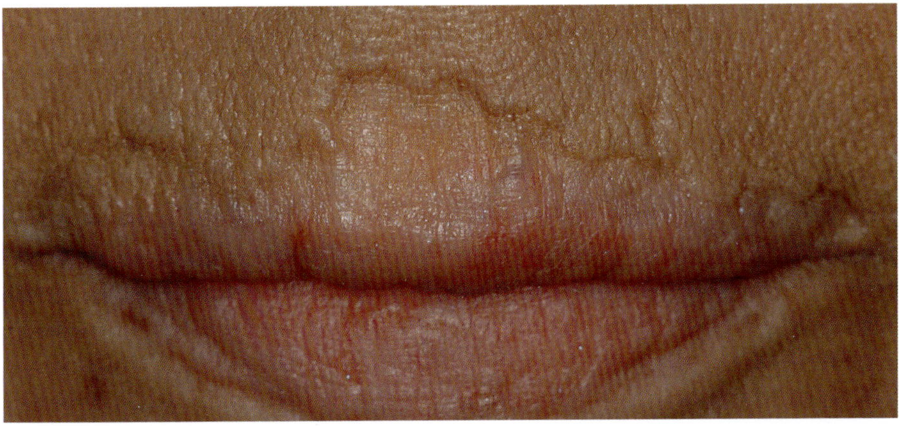

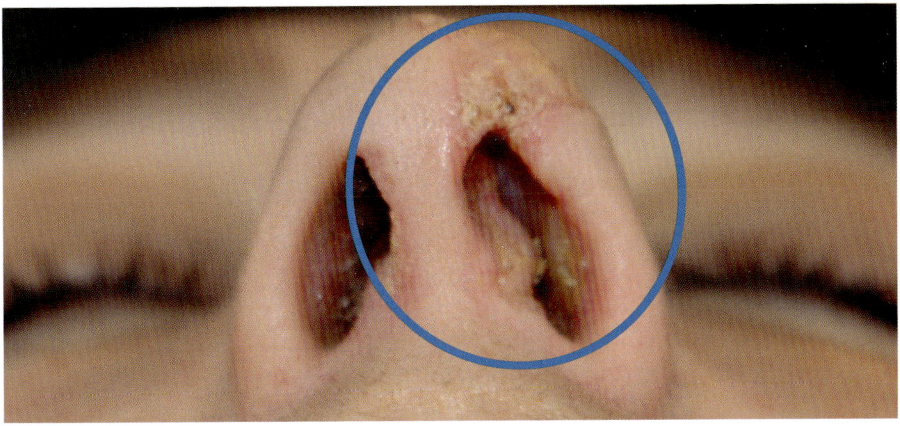

# Verätzung
## Toxische Kontaktstomatitis

| | |
|---|---|
| **KL** | Rötung, Ödem, Nekrosen, Erosionen, je nach Toxizität und Kontaktzeit schwächere Toxizität / kurze Kontaktzeit → intensive Rötung,<br>Starke Toxizität / lange Kontaktzeit → zunächst oberflächliche / tiefe weiße Nekrosen, dann flächige Erosionen oder ulzeröse Stomatitis |
| **LOK** | Gesamte Mundschleimhaut möglich |
| **ÄT** | Bei Kindern durch flüssige Haushaltsmittel<br>Bei Suizidversuchen durch Säuren<br>Bei Laborpersonal durch Pippettieren toxischer Substanzen<br>Zahnärztliche Materialien (Phenol, Silbernitrat, Trichloressigsäure, Paraformaldehyd, Eugenol, Jodlösungen, Alkohol, Natriumperborat, Natriumhypochlorid)<br>Unsachgmäße Verwendung von Mundwässern<br>Auflegen von Aspirintabletten auf die Mundschleimhaut bei Zahnschmerzen |
| **DI** | Anamnese |
| **DD** | Leuködem (bei chronischen Irritationen, wegen diffuser, diskreter Epithelkeratose) Leukoplakische Veränderung |
| **TH** | Akute toxische Kontaktstomatitis: rasche und lang andauernde Spülung mit lauwarmem Wasser<br>Überweisung zu Vergiftungszentrale |
| **CAVE** | |

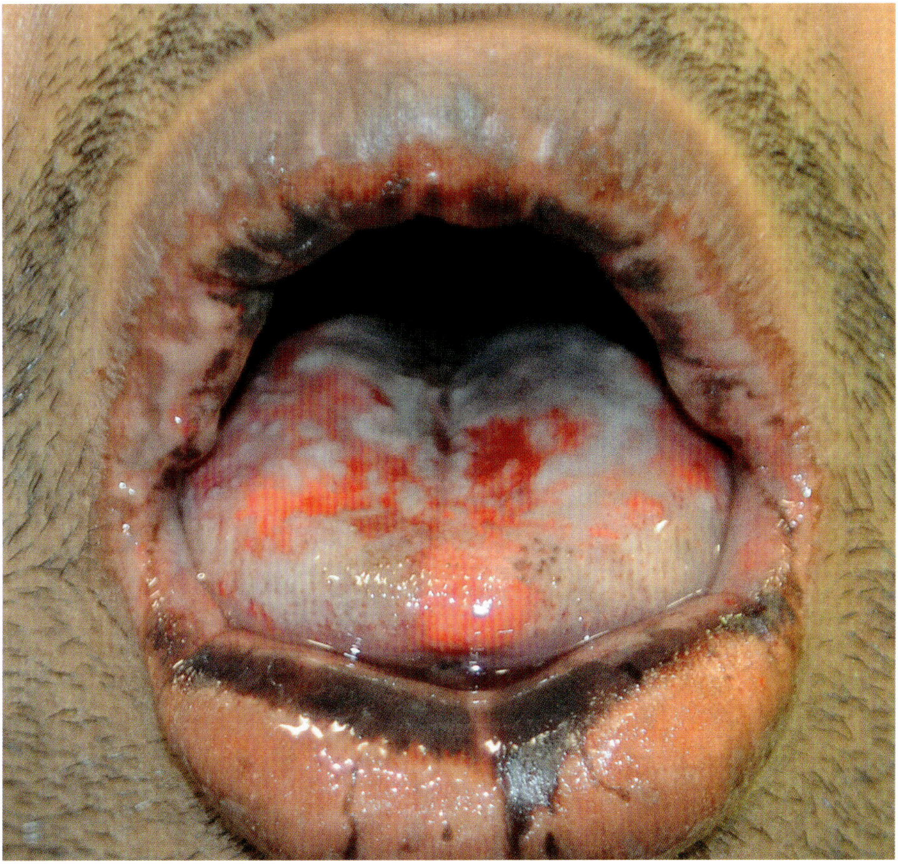

# Verbrennung

| | |
|---|---|
| **KL** | Rötung, weißliche Schleimhautnekrosen, mit blasiger oder fetziger Abhebung, häufig Bildung von festem, weißem Schorf<br>Später: leicht blutende, flächige Erosionen, Abheilung narbig |
| **LOK** | Häufig Gaumen, Zunge, Lippen |
| **ÄT** | Heiße Getränke<br>Speisen<br>Latrogen<br>Exzessives Rauchen |
| **DI** | Anamnese |
| **DD** | Anamnestische Abklärung |
| **TH** | Kühlung |
| **CAVE** | Wiederholte Verbrennungen über längeren Zeitraum können zu leukoplakischen Schleimhautveränderungen führen |

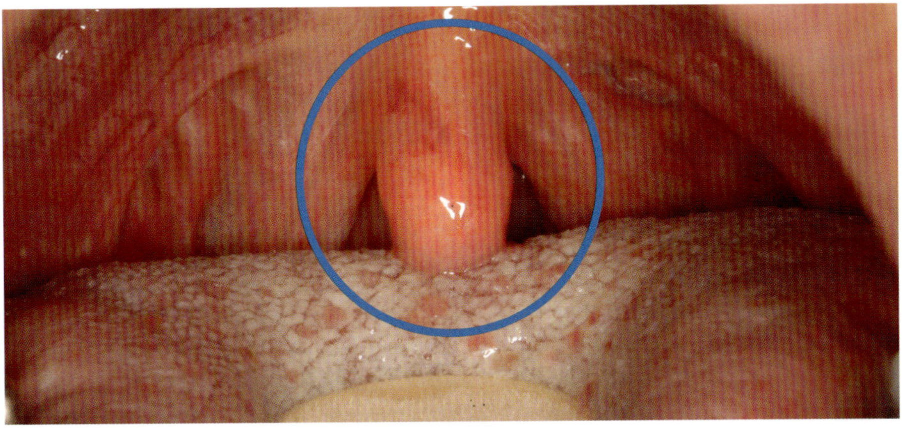

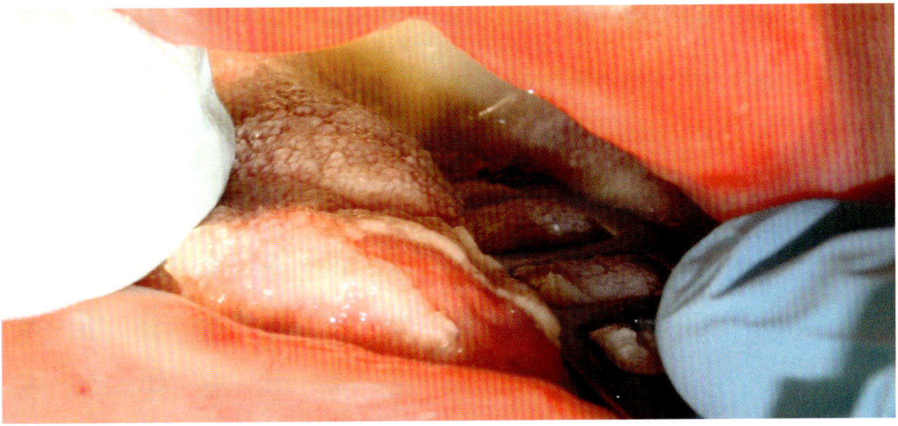

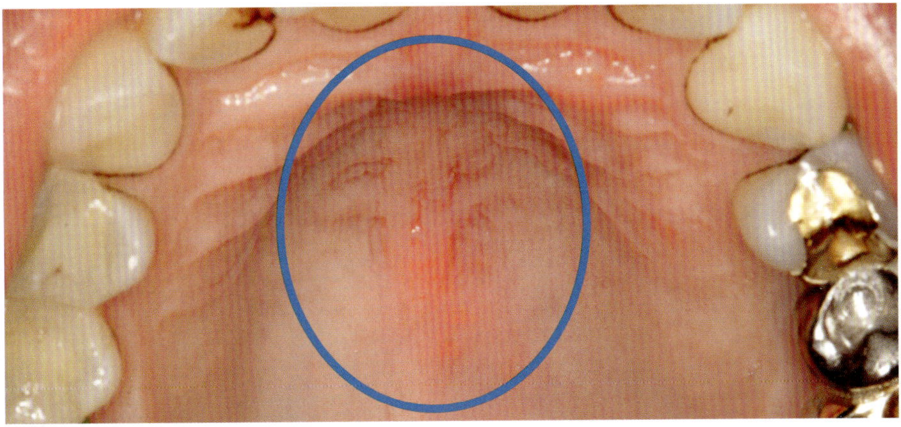

# Solitäres orales Papillom

| | |
|---|---|
| **KL** | Solitäre Läsion, weiße Oberfläche, gestielt,<br>gebuchtete / blumenkohlartige Oberfläche, weich, auch breitbasig und großflächig möglich,<br>Gutartige Läsion |
| **LOK** | Meist harter und weicher Gaumen, Uvula |
| **ÄT** | Humane Papillomviren (HPV)<br>Frauen < Männer, Durchschnittsalter 35 Jahre |
| **DI** | Klinisches Erscheinungsbild und histologische Untersuchung |
| **DD** | Leukoplakie bei großer Ausdehnung<br>Verrucae vulgares |
| **TH** | Chirurgische Entfernung |
| **CAVE** | |

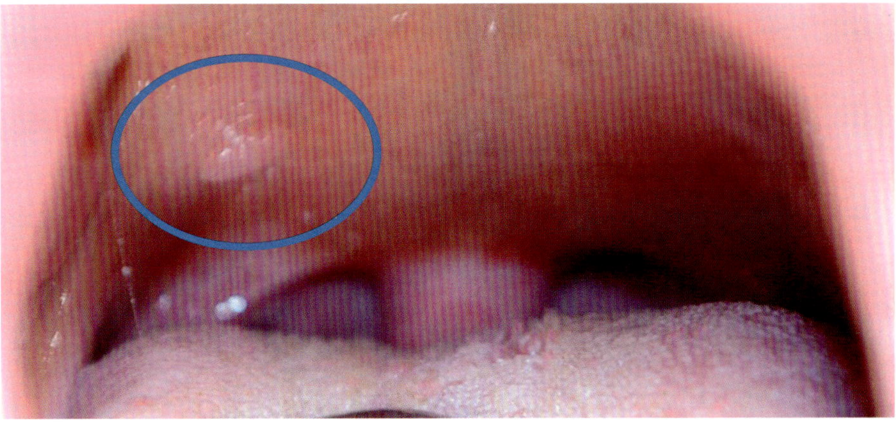

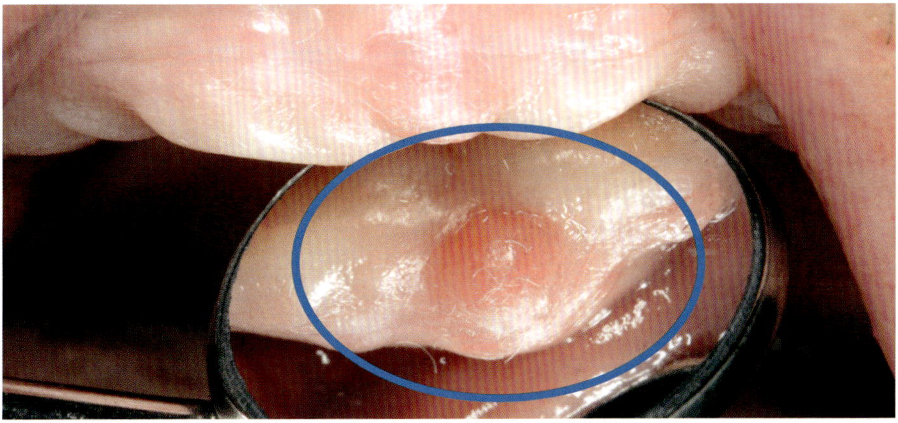

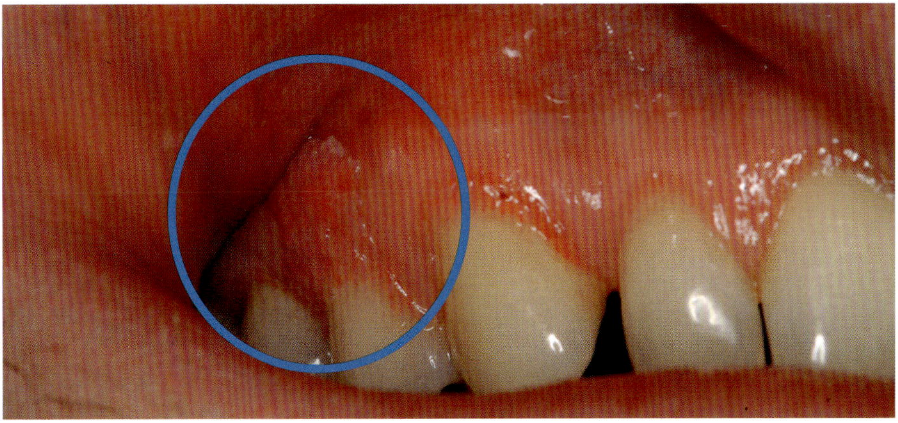

# Verrucae

| | |
|---|---|
| **KL** | Warzen, verhornende Akanthome, weißliche Papillome bis derbe weißliche leukoplakische Areale, gestielt bis breitbasig aufsitzend, papillomatöse oder granuläre Oberfläche, selten weißliche Hornschicht, weich |
| **LOK** | Häufig harter Gaumen, perioral<br>Extraoral: Hände (durch habituelles Kauen)<br>Häufig Kinder |
| **ÄT** | Humane Papillomviren (HPV)<br>Verbreitung durch Rasieren möglich |
| **DI** | Klinisches Erscheinungsbild und histologische Untersuchung |
| **DD** | Maligne leukoplakische Tumore<br>Lues<br>Acanthosis nigrans<br>Orales Papillom |
| **TH** | Operative Entfernung<br>Vitamin A Säurelösung bei flächenhaftem Befall |
| **CAVE** | |

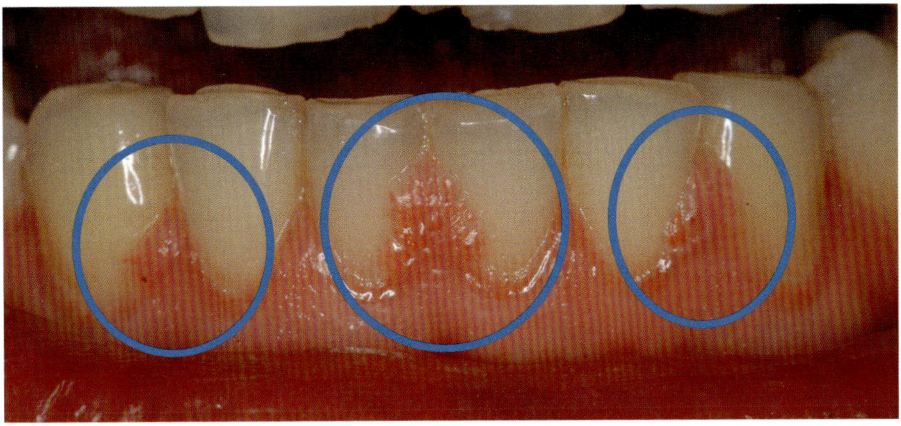

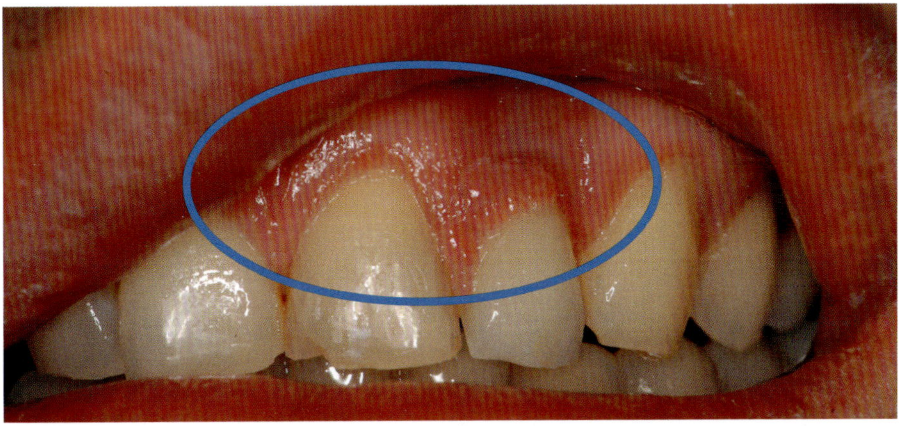

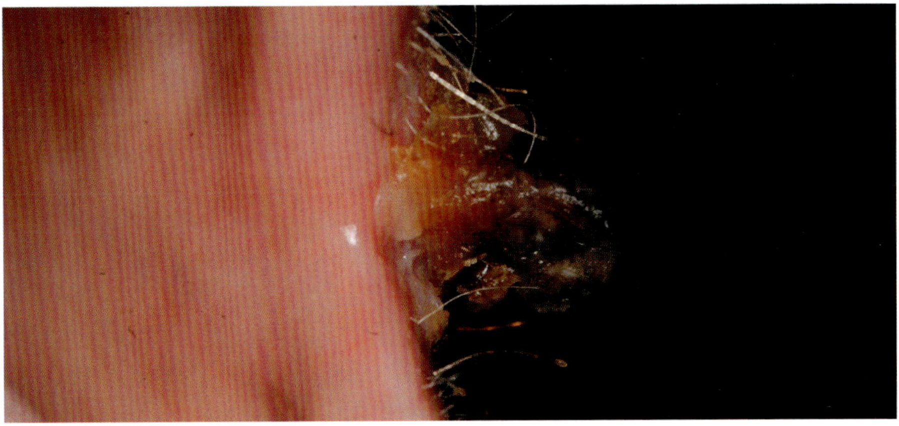

# Lingua plicata

## Faltenzuge, Plicated tongue

| | |
|---|---|
| **KL** | Mediane seichte Längsfurche bis tiefe Einkerbung, seitlich ausstrahlende Furchen möglich, stark variierendes Faltenrelief, nicht schmerzhaft |
| **LOK** | Zunge |
| **ÄT** | Unklar, angeborene Variation des Schleimhautreliefs |
| **DI** | Klinisches Erscheinungsbild |
| **DD** | Lingua geographica (Exfoliatio areata linguae) |
| **TH** | Keine Therapie erforderlich |
| **CAVE** | Furchen können sich sekundär infizieren |

## Lingua plicata

Faltenzuge, Plicated tongue

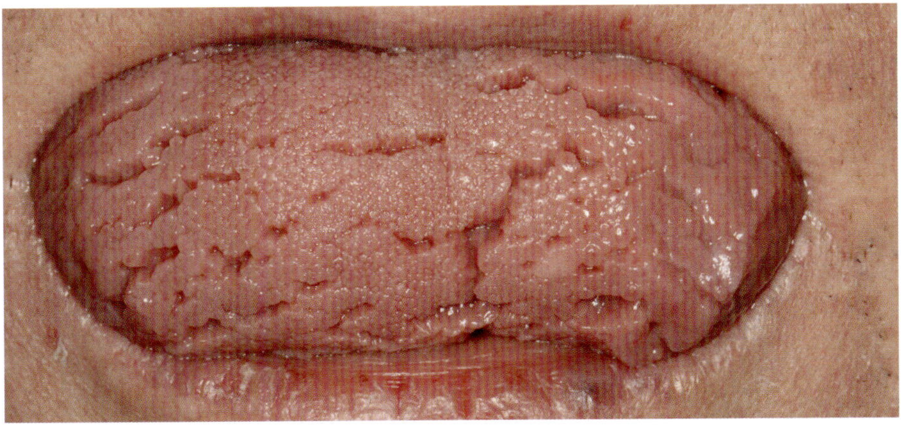

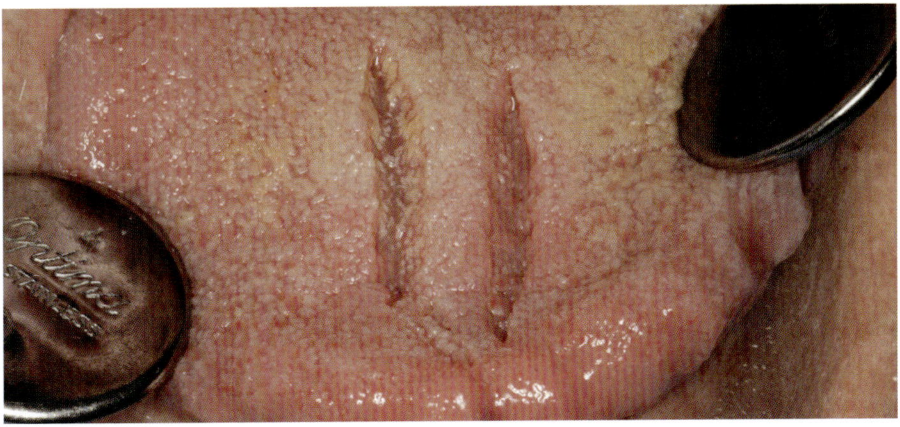

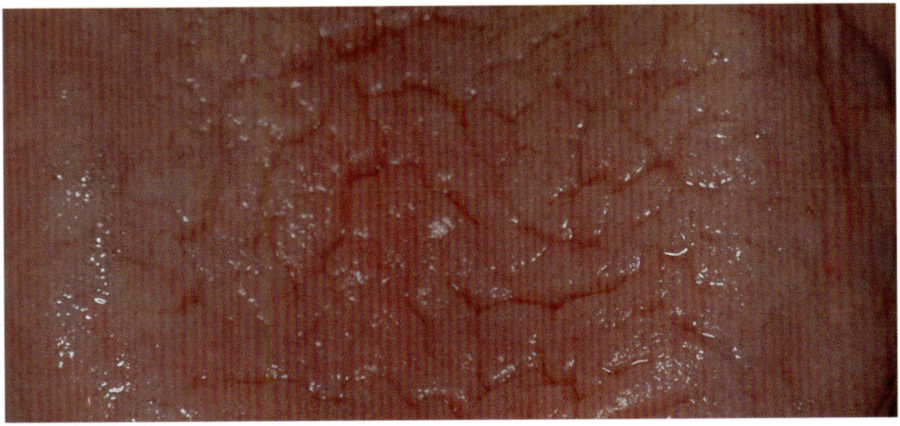

# Morsicatio buccarum et labiorum

## Wangen- und Lippenbeißen

| | |
|---|---|
| **KL** | Schleimhaut mazeriert, teils weißliche Hautfetzen sichtbar<br>Selten Hämatome, Erosionen und Ulzerationen |
| **LOK** | Wangenschleimhaut, Unterlippe > Oberlippe |
| **ÄT** | Habituelles Wangen- und Lippenkauen<br>Überstehende Füllungen<br>Scharfe Zahnkanten |
| **DI** | Klinisches Erscheinungsbild<br>Probebiopsie, wenn 2 Wochen nach Intervention keine Abheilung erfolgt ist |
| **DD** | Lichen<br>Leukoplakie<br>Karzinom |
| **TH** | Scharfe Zahnkante entfernen<br>Habitvermeidung → Abheilung |
| **CAVE** | Leukoplakische Schleimhautveränderung möglich, wenn die Ursache nicht beseitig wird |

# Morsicatio buccarum et labiorum

Wangen- und Lippenbeißen

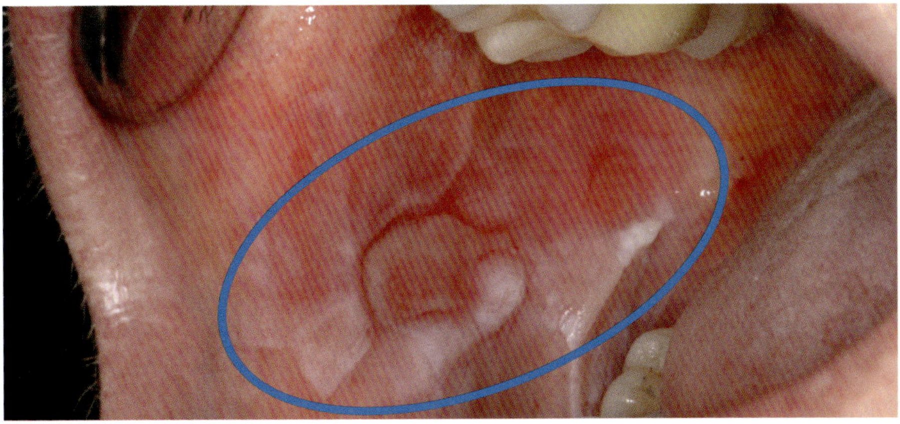

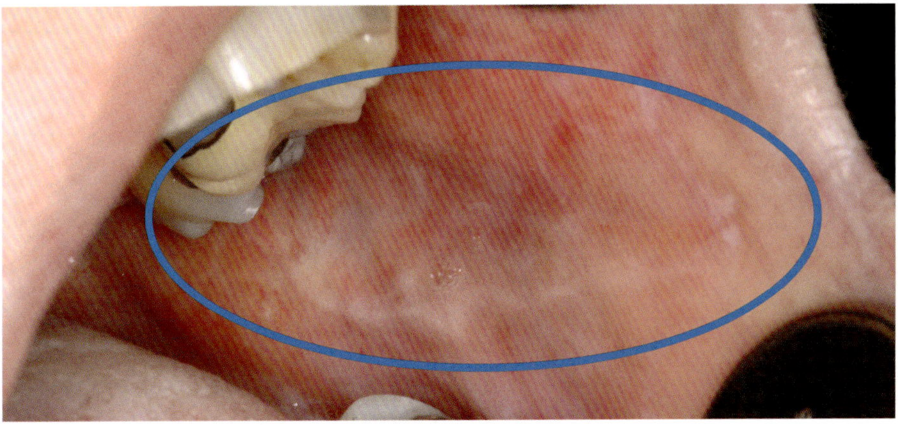

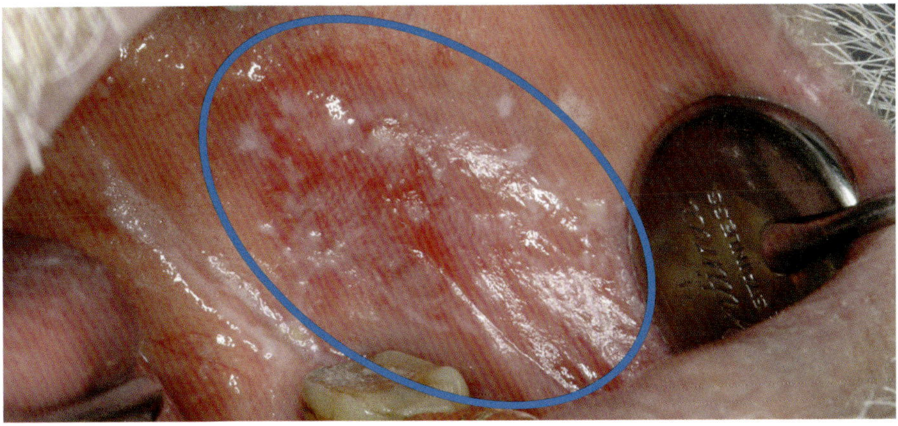

# Rote Mundschleimhauterkrankungen

# Malignes Melanom

| | |
|---|---|
| **KL** | Wachstum von Pigmentflecken<br>Bildung von Erhabenheiten in Oberfläche von Pigmentflecken<br>Unregelmäßigkeit in Randzone von Pigmentflecken |
| **LOK** | Mundhöhle, häufig Gaumenbereich<br>Frauen < Männer, 90 % > 30. Lebensjahr |
| **ÄT** | De novo oder aus melanozytärem Nävus heraus |
| **DI** | Durch Spezialisten, da bei Verdacht sofortige Überweisung |
| **DD** | Hämangiom |
| **TH** | Sofortige Überweisung an Spezialisten<br>Dort radikalchirurgische Exzision im Gesunden |
| **CAVE** | Hoch maligner Tumor, frühe Metastasierung |

Siehe auch Seite 106

# Malignes Melanom

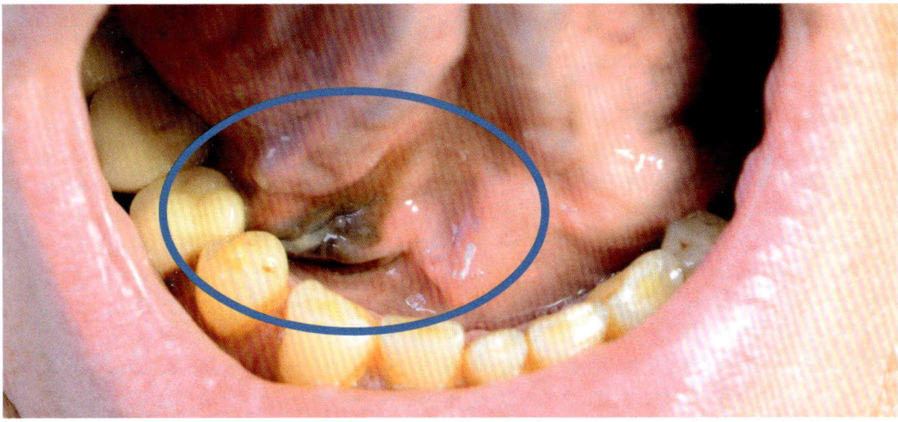

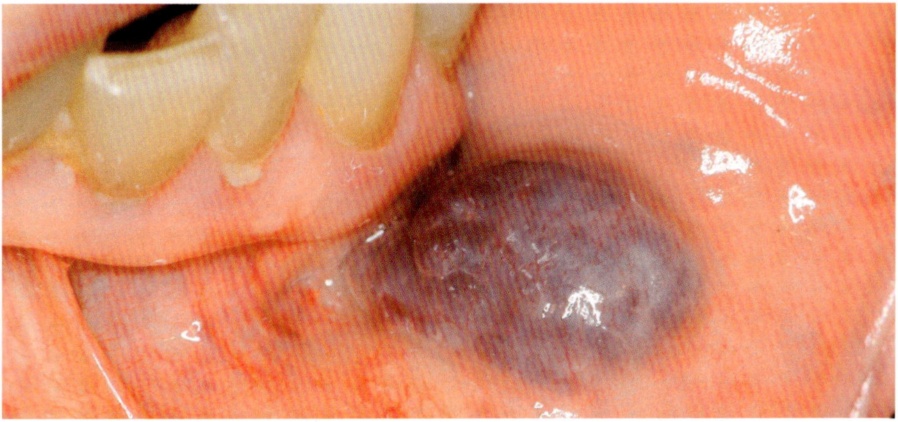

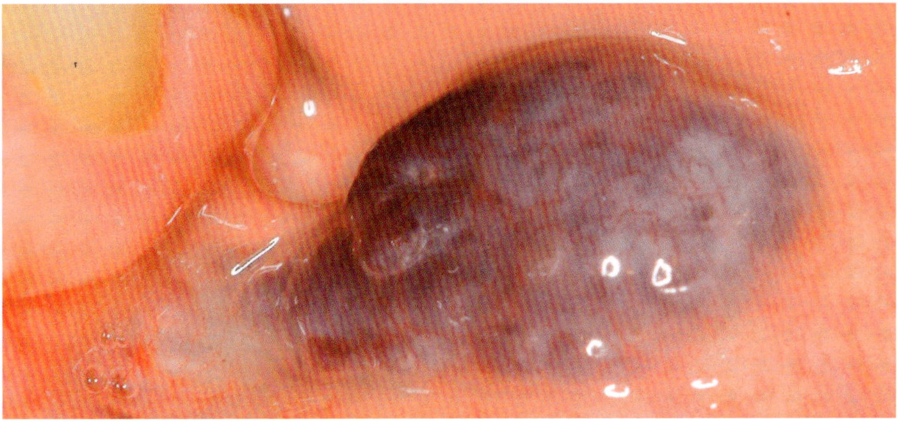

# Plattenepithelkarzinom

## spinozelluläres Karzinom, Spinaliom

| | |
|---|---|
| **KL** | **Nicht abwischbar**<br>Beginn: meist weiße, rote oder gemischte Herde. Indurationen und Ulzerationen als Zeichen invasiven Wachstums<br>Schmerz als frühes Symptom möglich<br>Frühe Metastasierung in lokale Lymphknoten<br>3 - 4 % aller malignen Tumore, > 80 % aller malignen Neubildungen in Mundhöhle |
| **LOK** | Meistens Zunge, Mundboden, weicher Gaumen, Alveolarkamm<br>Frauen < 2x Männer, 90 % > 45 Jahre |
| **ÄT** | **Risikofaktoren**<br>Alkoholabusus<br>Rauchen<br>Mangelhafte Mundhygiene<br><br>Entstehung aus prämalignen erythroplakischen und leukoplakischen Veränderungen, Lichen ruber erosivus, Tuberkulose, tertiäre Syphilis, selten Genodermatosen (Dyskeratosis congenita, Xeroderma pigmentosum, Epidermolysis bullosa dystrophica) |
| **DI** | **Durch Spezialisten**<br>Bei fortgeschrittenem Patientenalter und raschem Wachstum → Probebiopsie und Untersuchung / Palpation aller oralen und perioralen Strukturen |
| **DD** | Leukoplakie<br>Lichen planus<br>Traumatische Ulzera<br>Neoplasien<br>Granulomatöse Erkrankung |
| **TH** | Überweisung an Spezialisten / Klinik |
| **CAVE** | Überlebensrate ca. 30 % wegen früher Metastasierung |

Siehe auch Seite 60

> 45 Jahre | ♀ << ♂

# Plattenepithelkarzinom

spinozelluläres Karzinom, Spinaliom

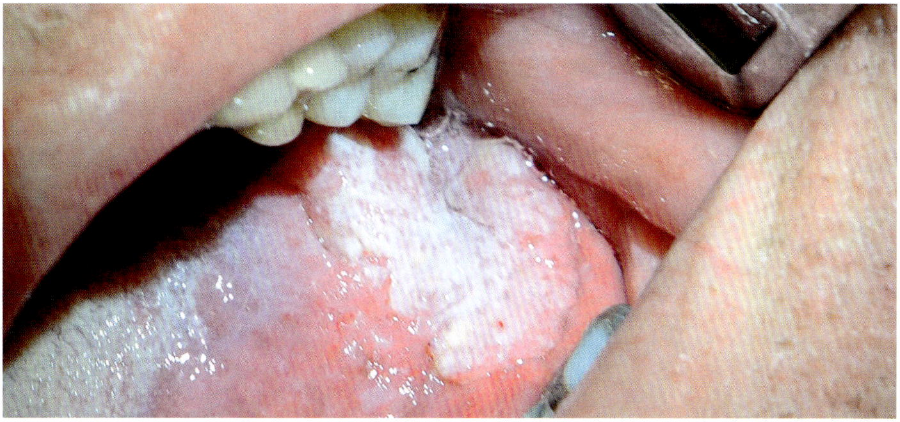

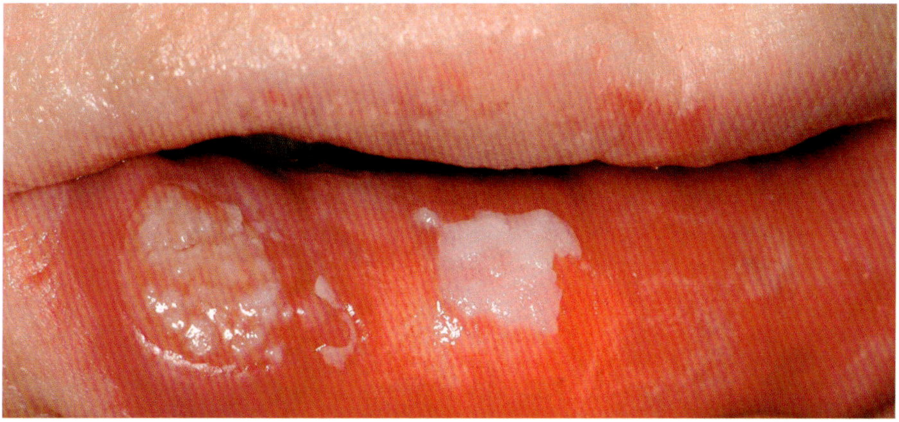

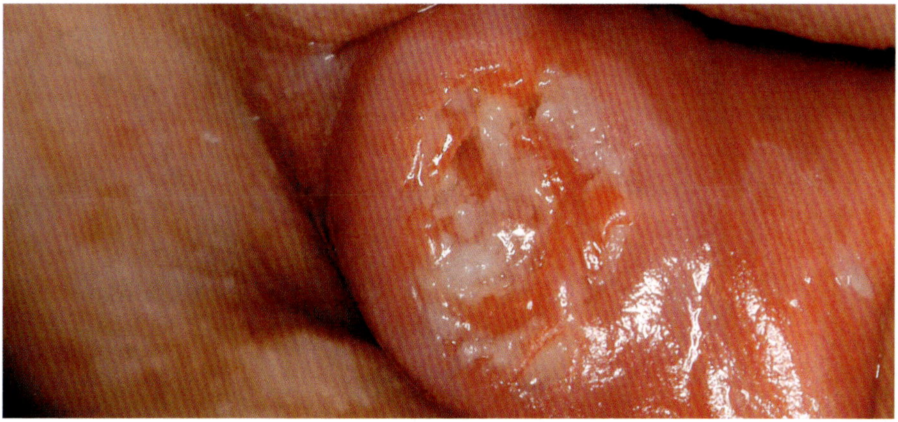

# Prothesenstomatitis

## Papilläre Schleimhautdysplasie

| | |
|---|---|
| **KL** | Scharf begrenzte intensive Rötung, Erythem<br>Selten Bläschen, Ulzera und Petechien, Missempfindungen an Mundschleimhaut, bei längerer Persistenz: flache papillomatöse Epithelhyperplasie (=Gaumenpappillose), glasig-runde Erhebungen (=Glasperlentyp), pflastersteinartige bis fibröse Erhebungen (=Pflastersteintyp)<br><br>**Subjektive Beschwerden**<br>Mundbrennen, Trockenheit, Rauigkeit |
| **LOK** | Prothesenlager: harter Gaumen und Alveolarkämme, Schleimhaut der Mundhöhle, OK > UK<br>Frauen > Männer, häufig mittleres bis höheres Alter |
| **ÄT** | Prothesenunverträglichkeitsreaktionen als Begleiterscheinungen bei Voll- und Teilprothesen<br>Mechanische Traumatisierung durch mangelhaften Sitz<br>Mangelhafte Reinigung der Prothese<br>Selten Allergie gegen zahnärztliche Werkstoffe |
| **DI** | Begleiterscheinung zu erhöhter Vulnerabilität der Mundschleimhaut durch andere Ursachen (z.B. Lichen planus), → (Allgemeinarzt, Dermatologe) |
| **DD** | |
| **TH** | Ursachenausschaltung:<br>Mechanische Irritation → Korrektur, Neuanfertigung der Prothese<br>Lokale antimykotische Therapie<br>Mundhygieneunterweisung |
| **CAVE** | |

# Prothesenstomatitis

## Papilläre Schleimhautdysplasie

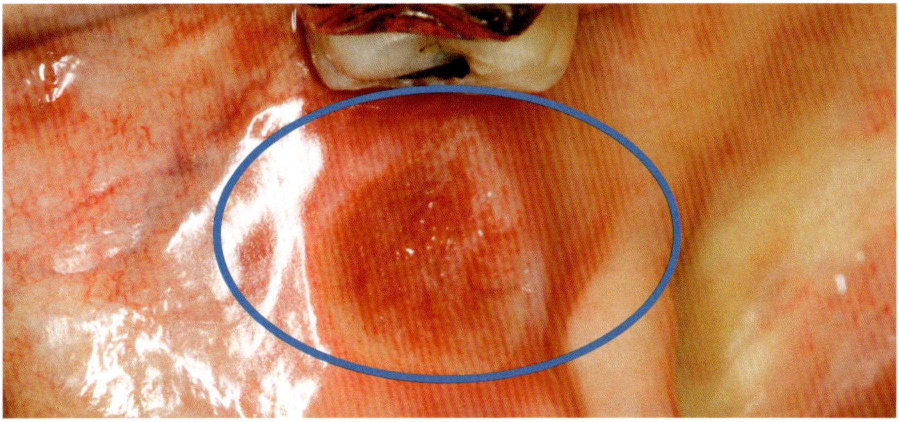

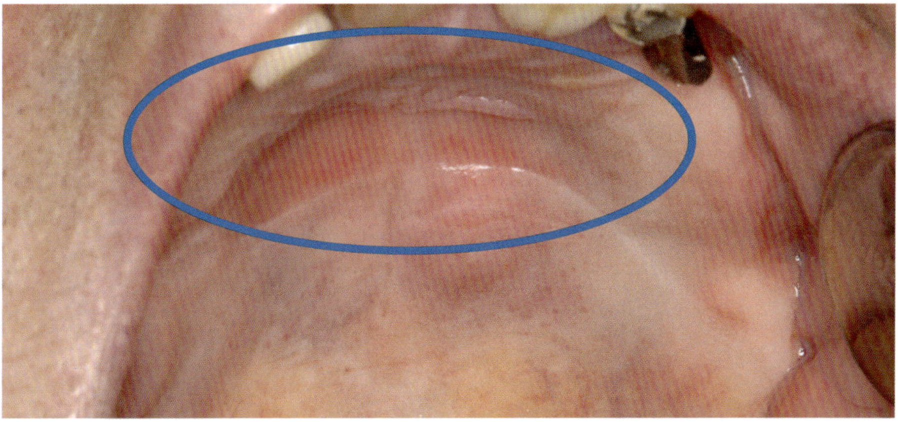

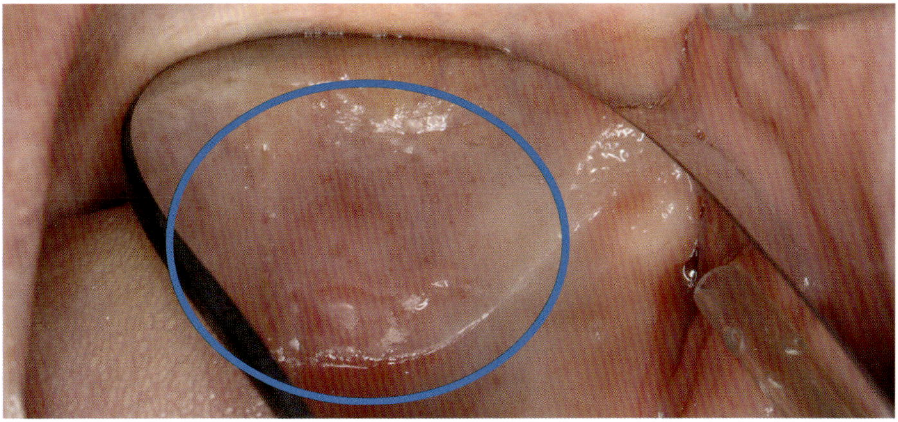

# ANUG
## akute, nekrotisierende, ulzerierende Gingivitis

| | |
|---|---|
| **KL** | Scharf begrenzte Ulzera ausgehend von Spitze der Interdentalpapillen, hoch akute Gingivitis mit Rötung und Schwellungen, foetor ex ore, Gingivarezession, oft metallischer Geschmack,<br>Übergang in ANUP (akute, nekrotisierende, ulzerierende Parodontitis) möglich |
| **LOK** | Meist auf Gingiva beschränkt |
| **ÄT** | Mangelhafte Mundhygiene<br>Starkes Rauchen<br>Schwere Allgemeinerkrankung |
| **DI** | Klinisches Erscheinungsbild |
| **DD** | Unerwünschte Arzneimittelreaktionen<br>Ulzeröse Stomatitiden in Bezug auf Agranolozytosen und Leukämien<br>Gingivostomatitis herpetica |
| **TH** | Antibiose, Mundhygieneunterweisung |
| **CAVE** | HIV oder Leukämie möglich |

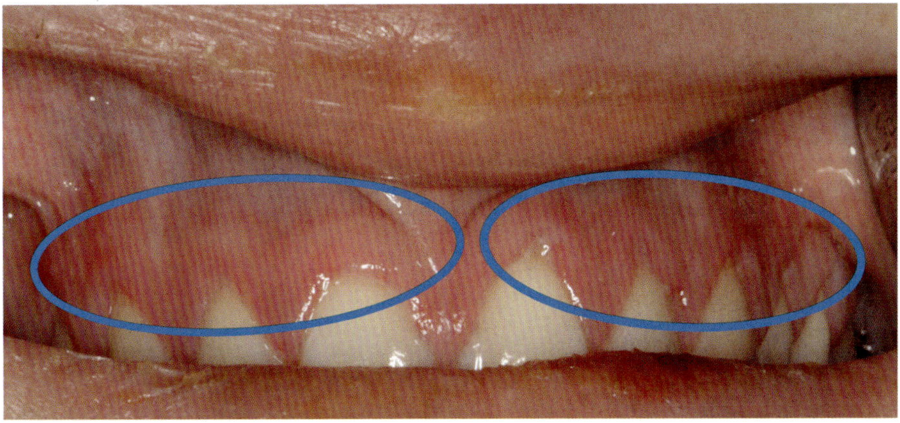

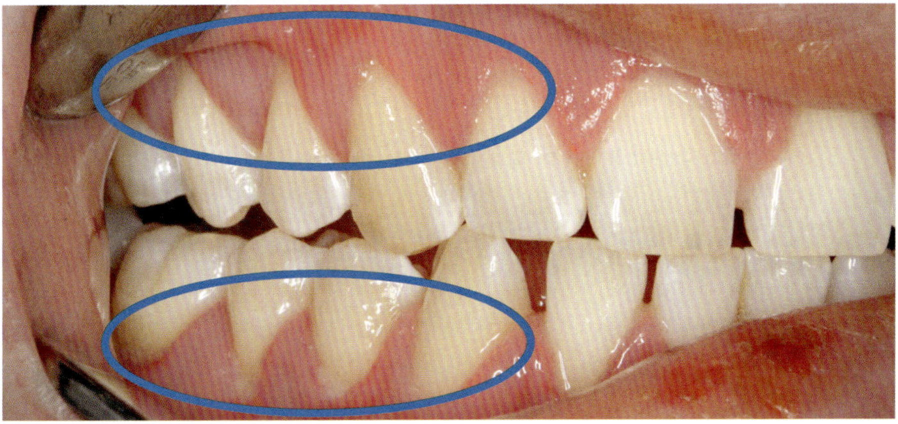

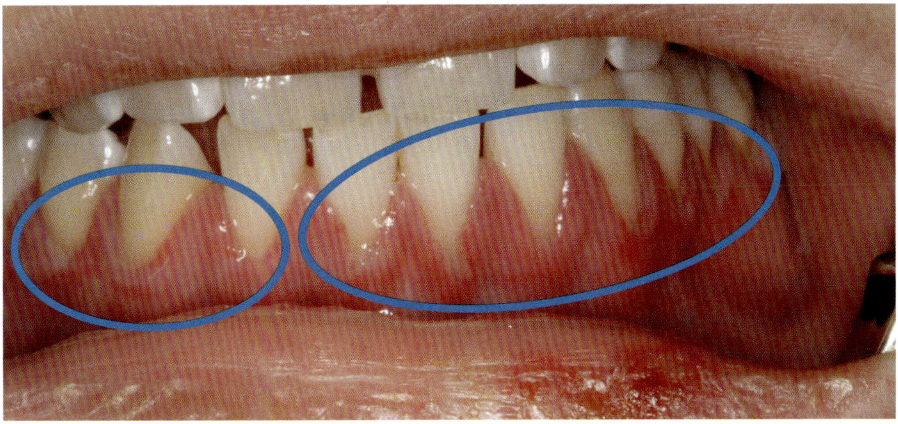

# Aphthen

| | |
|---|---|
| **KL** | Runde schmerzhafte Schleimhautdefekte mit fibrinöser Pseudomembran bedeckt, schmaler entzündlicher geröteter Randsaum |
| **LOK** | Gesamte Mundhöhle |
| **ÄT** | Variabel<br>Thermisches, toxisches, iatrogenes oder Bisstrauma<br>Akute Infekte<br>Arzneimittel |
| **DI** | Klinisches Erscheinungsbild |
| **DD** | **Morbus Behçet**<br>Männer 2 - 5 mal häufiger als Frauen<br><br>**rezidivierende Aphthen**<br>Frauen > Männer<br><br>**Pemphigus vulgaris** |
| **TH** | In der Regel spontane Abheilung in 1 - 2 Wochen<br>Wenn rezidivierend: Schmerzlinderung durch Verzicht auf saure Nahrungsmittel und Alkohol, spontane Rückbildung möglich<br>Bei Bedarf lokale Schmerzlinderung<br>Mundhygenieunterweisung und Ernährungsberatung |
| **CAVE** | Kann mit Pemphigus vulgaris verwechselt werden |

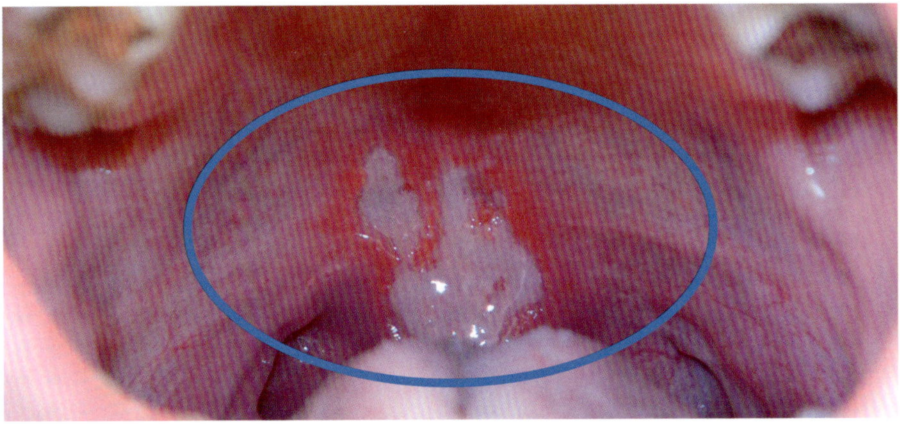

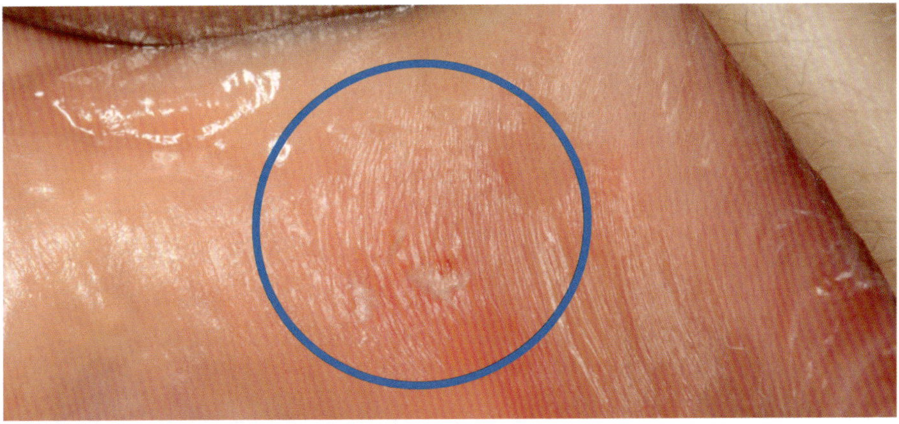

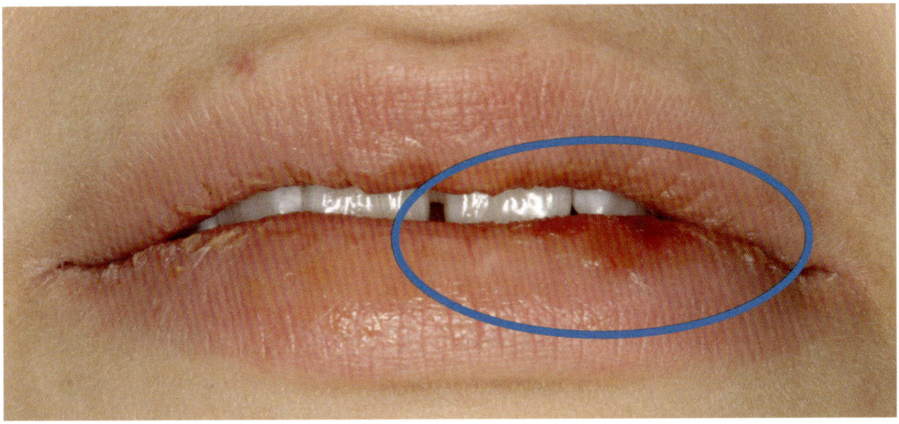

Aphten

# Herpes simplex

| | |
|---|---|
| **KL** | Die meisten HSV-infektionen verlaufen asymptomatisch<br>In manchen Fällen kann die Erstinfektion mit ausgeprägten Krankheitserscheinungen einhergehen: grippeähnliche Beschwerden, Fieber, Kopf- und Muskelschmerzen, schmerzhaften Bläschen und Pusteln |
| **LOK** | Mundwinkel<br>Mundhöhle |
| **ÄT** | Herpes simplex HSV<br>DNA Virus<br>Herpes simplex Virus (HSV) Typ 1 verursacht vor allem Herpes labialis<br>Herpes simplex Virus (HSV) Typ 2 verursacht in erster Linie Herpes genitalis<br>Orogenitale Kontakte (Mund-Genitalien-Kontakt) |
| **DI** | Jucken und Brennen an der infizierten Körperstelle, schmerzhafte Bläschen, die aufplatzen und Krusten bilden.<br>Krankheitsdauer bis zu 28 Tage |
| **DD** | Perlèche |
| **TH** | **Unkomplizierter Herpes simplex**<br>Desinfizierende Lokaltherapie<br><br>**Bei schweren Infektionen**<br>Systemtherapie mit Aciclovir oder Valaciclovir |
| **CAVE** | Nach überstandener Infektion besteht keine Immunität<br>Aciclovir Resistenzen bei Herpes (selten) |

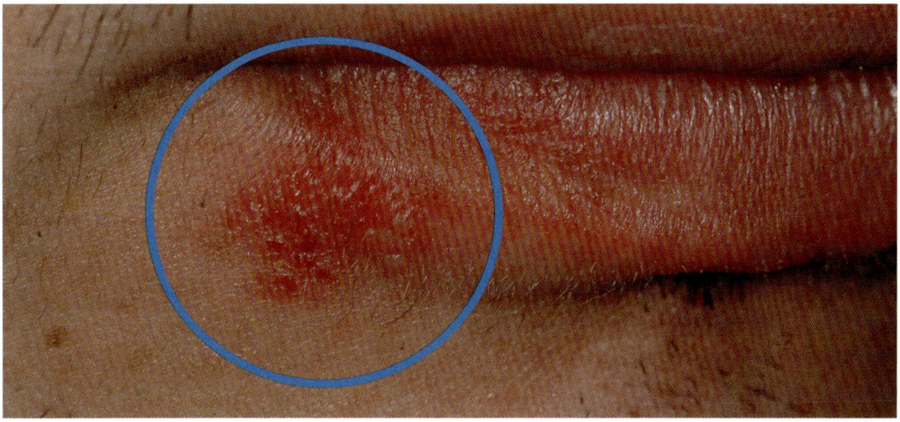

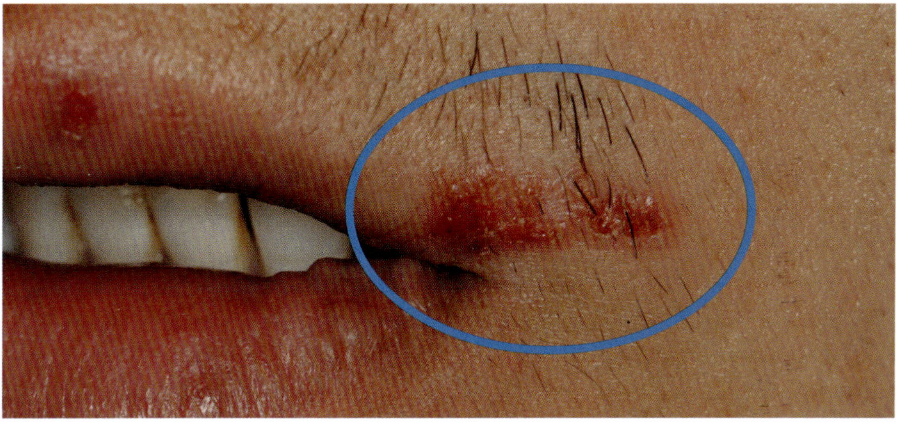

Herpes simplex

# Gingivostomatitis herpetica

| | |
|---|---|
| **KL** | Akut auftretende, aphthöse Mundschleimhautentzündung<br>zahlreiche, aphthöse Läsionen der Mundschleimhaut, Gingivitis mit entzündlich geröteter, geschwollener, leicht blutender Schleimhaut |
| **LOK** | Mundhöhle<br>Vorwiegend bei Kleinkindern bis zum 5. Lebensjahr |
| **ÄT** | Primärinfektion mit dem Herpes simplex Virus Typ 1<br>Akut auftretende, aphthöse Mundschleimhautentzündung |
| **DI** | Häufig mit Allgemeinsymptomen wie Abgeschlagenheit, Erbrechen, Fieber |
| **DD** | Erythema exsudativum multiforme<br>Hand-Fuß-Mund-Krankheit<br>Morbus Behçet<br>Diphtherie<br>Habituelle Aphthen |
| **TH** | Mundspülungen mit Kamillenextrakten (z.B. Kamillosan)<br>Abheilung meist innerhalb 1 Woche<br>Bei schweren Infektionen: Virustatica (z.B. Aciclovir) |
| **CAVE** | |

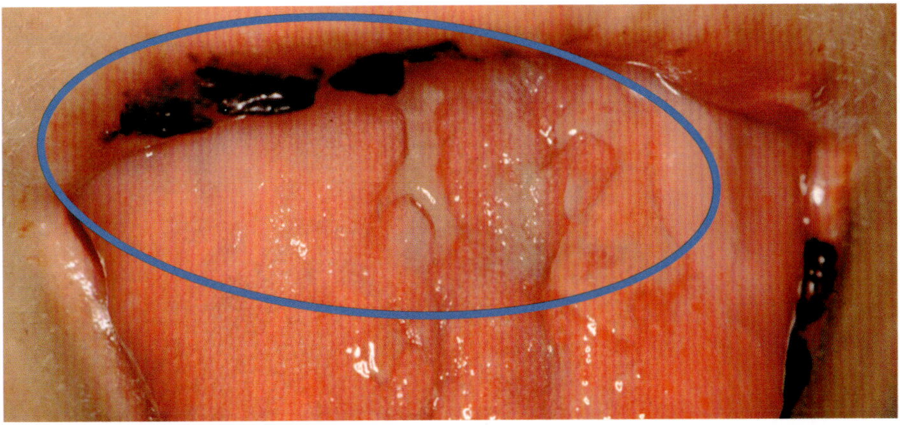

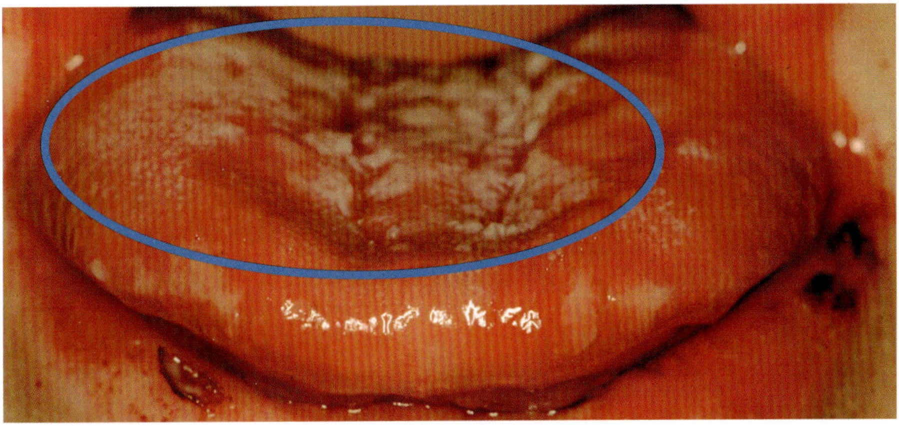

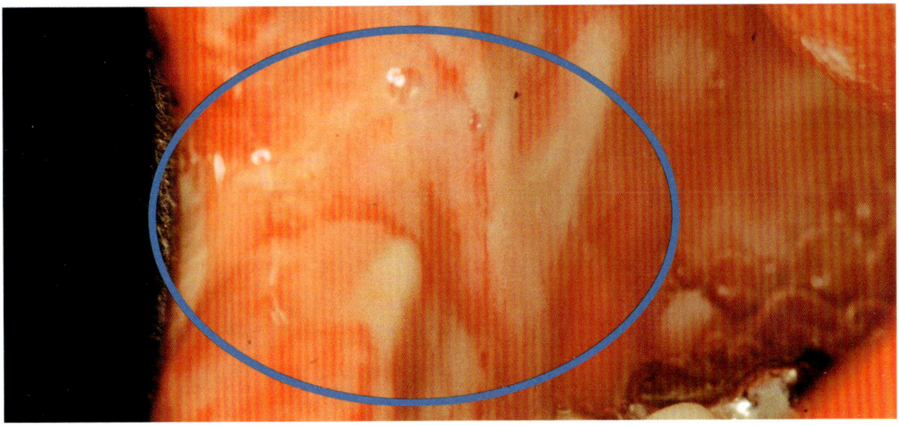

# Pemphigus vulgaris

| | |
|---|---|
| **KL** | Chronische Erkrankung mit akantholytischer Blasenbildung an Haut und Schleimhäuten<br>Schleimhautveränderungen: Rasch platzende, dünne Blasen.<br>Ausbildung schmerzhafter Erosionen |
| **LOK** | Mundhöhle<br>Vor allem 30. - 60. Lebensjahr auftretend<br>Auch im Kindesalter möglich |
| **ÄT** | Autoimmunerkrankung |
| **DI** | Klinisches Erscheinungsbild<br>Histologische Untersuchung (Stanzbiopsie) |
| **DD** | Blasenbildende Dermatosen<br>Aphten |
| **TH** | Systemtherapie in Kombination mit lokaltherapeutischen Maßnahmen,<br>Ausschluss provozierender Faktoren<br>Begleitende Mundspülungen mit Dexpanthenol-Lösung<br>Mundhygenieunterweisung und Ernährungsberatung |
| **CAVE** | Mitbehandlung von Dermatologie<br>Ohne Therapie meist tödlich verlaufend |

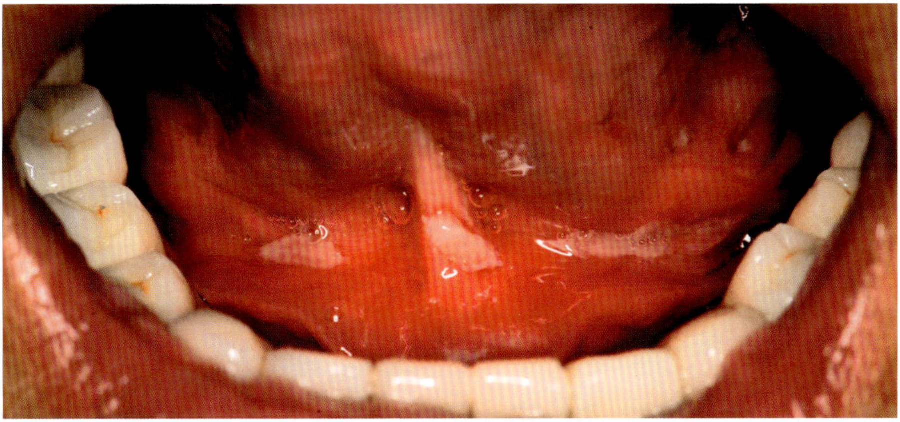

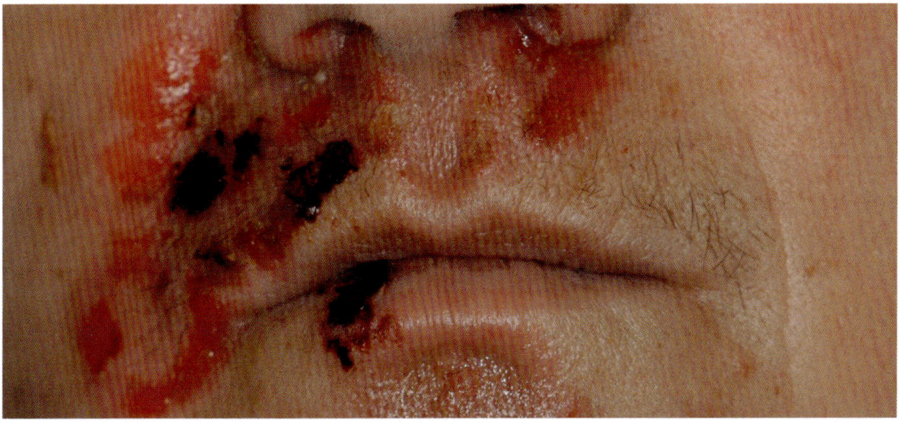

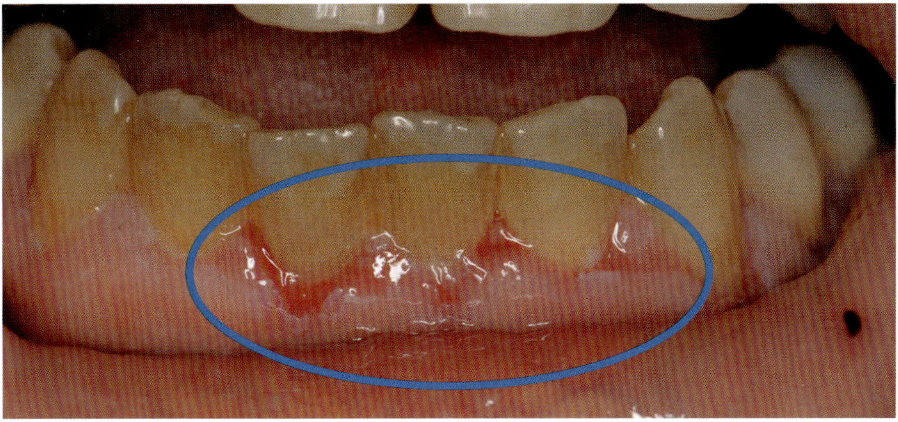

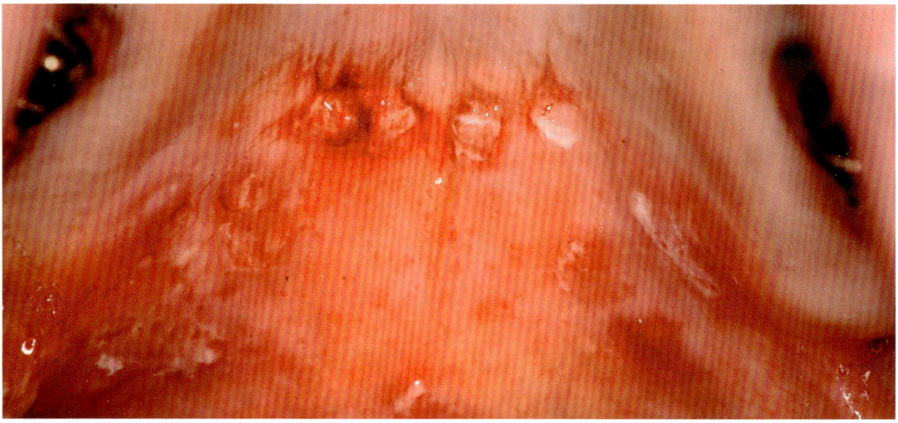

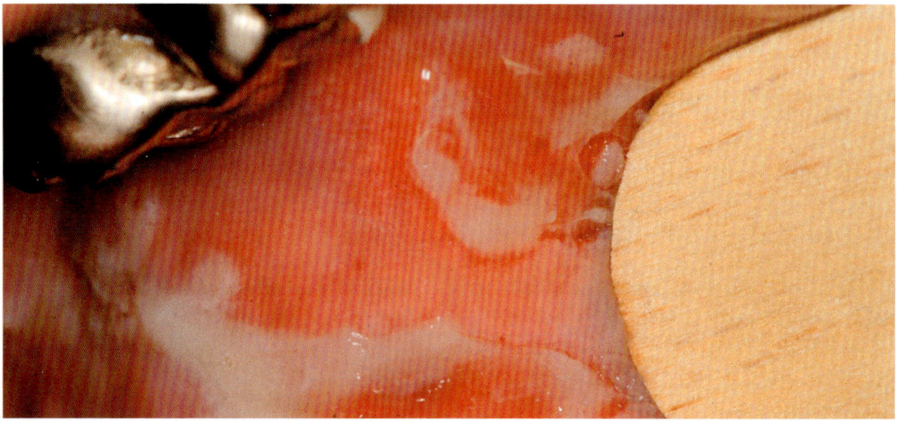

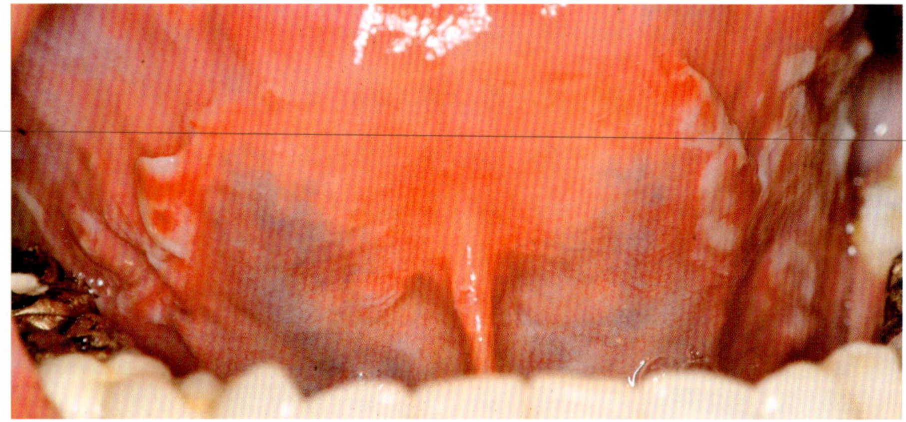

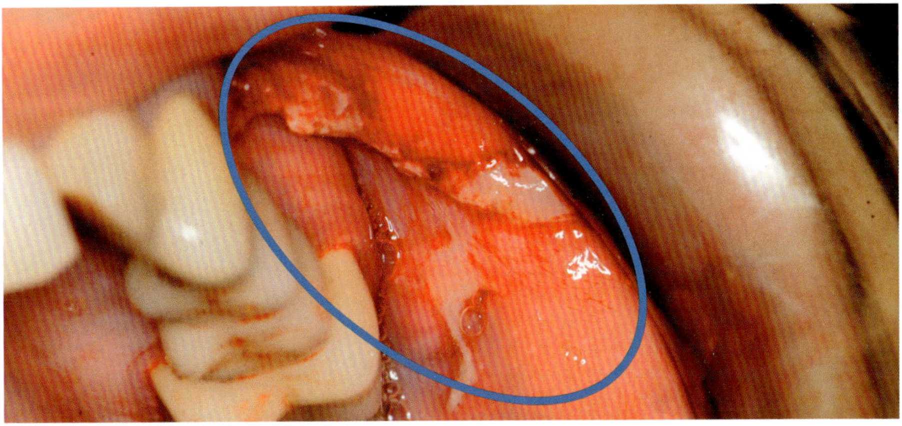

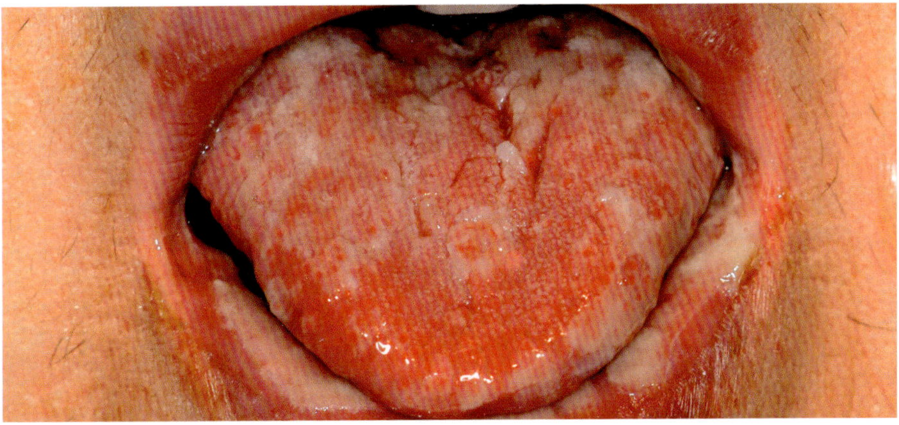

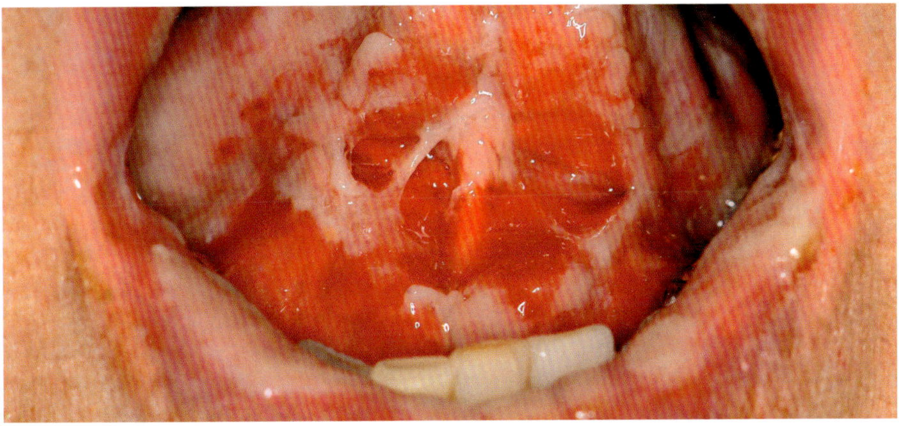

# Kaposi Sarkom

| | |
|---|---|
| **KL** | Oft mehrere Herde, blau oder braunrote Plaques, später: blaurote Knoten, Ulzerationen möglich<br>Bei 50 % der Patienten Mundschleimhautbefall<br>Häufig gleichzeitig orale Candidose |
| **LOK** | Harter und weicher Gaumen, palatinale und bukkale Gingiva, selten Zunge<br>Frauen << Männer |
| **ÄT** | Häufigste AIDS-assoziierte Neoplasie (⅓ aller Patienten), nach Organtransplantationen bei Immunsupprimierten, idiopathisch |
| **DI** | Probebiopsie |
| **DD** | Amalgamtätowierung |
| **TH** | Überweisung an Spezialisten |
| **CAVE** | Häufig HIV-assoziiert |

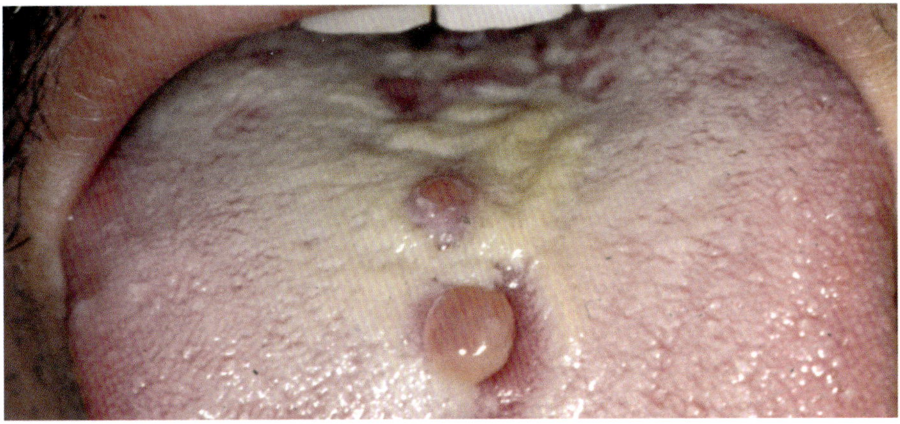

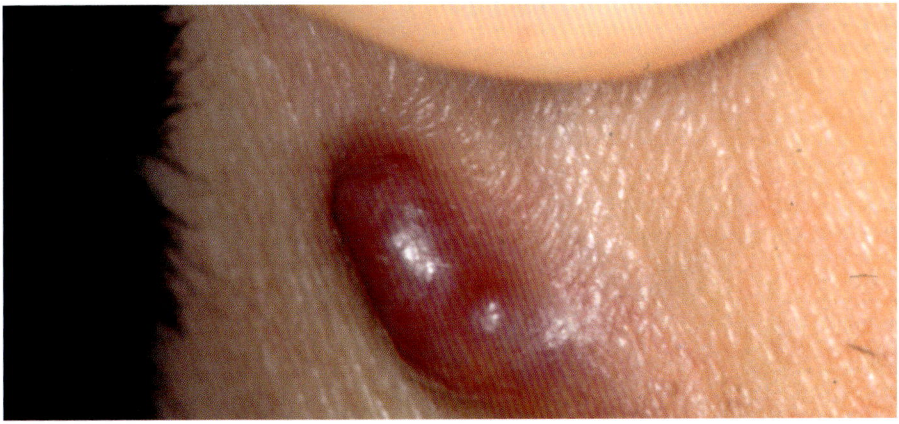

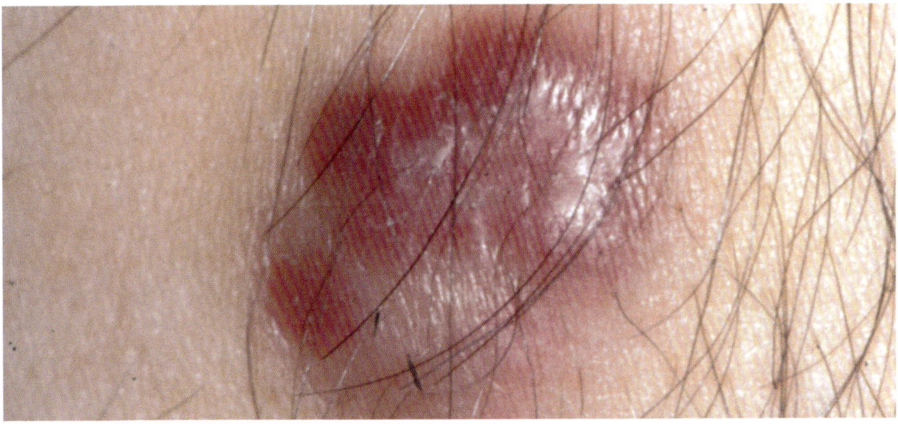

# Dunkel pigmentierte Mundschleimhauterkrankungen

# Amalgamtätowierung

| | |
|---|---|
| **KL** | Blaugraue bis blauschwarze Verfärbung der Schleimhaut<br>Bei bis zu 8 % der Erwachsenen |
| **LOK** | Häufig in Nähe eines amalgamgefüllten Zahnes, Alveolarkamm, Wangenschleimhaut, Zunge möglich |
| **ÄT** | Fremdkörpereinlagerung über kleine Schleimhautläsionen<br>→ Aus Füllungen bei Zahnextraktion, bei Herstellung / Entfernung einer Amalgamfüllung, durch Korrosion |
| **DI** | Klinisches Erscheinungsbild<br>Große Amalgamtätowierungen sind röntgenologisch darstellbar |
| **DD** | Blauer Nävi<br>Nävuszellnävus<br>Melanotische Pigmentflecken<br>Malignes Melanom<br>Hämatom<br>Angiom<br>Ethnische Tätowierungen |
| **TH** | Wenn eindeutige Zuordnung nicht möglich<br>→ Überweisung an Spezialisten |
| **CAVE** | |

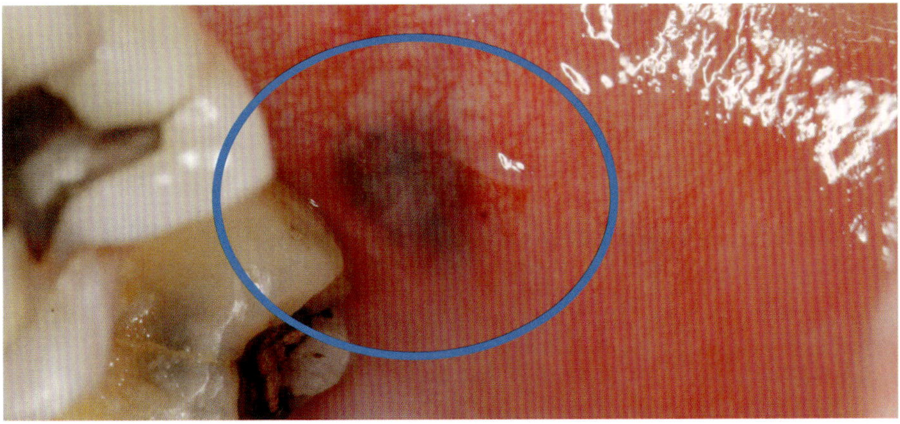

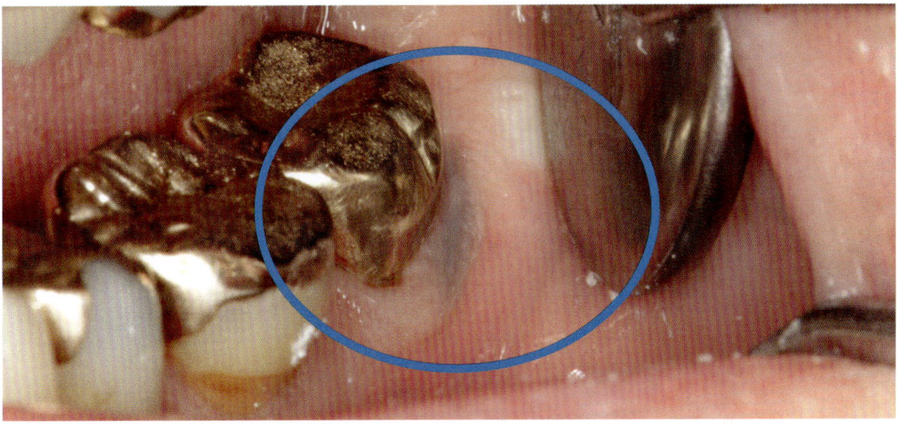

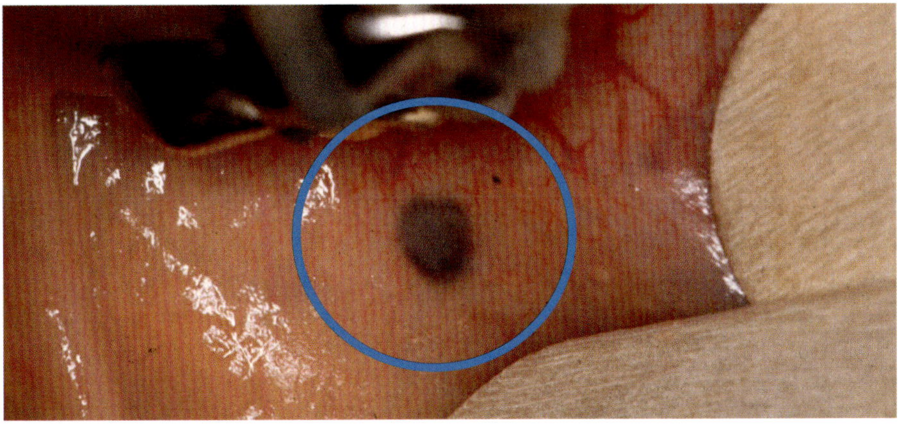

# Hämangiom

## kapilläres Hämangiom, kavernöses Hämangiom

| | |
|---|---|
| **KL** | Tiefrote, blaurote oder hautfarbene geschwulstartige Fehlbildung<br>Halbkugelig oder flach tumorös erhaben, weicher Tumor<br>Abblassung unter Glasspateldruck<br>Früher: kapilläres Hämangiom = superfizieller Tumor<br>kavernöses Hämangiom = tiefes mit Blut gefüllte Kapillare<br>Wachstumseinstellung meist bis ca. zweitem Lebensjahr, dann spontane Rückbildung, lebenslange Persistenz möglich,<br>ca. 10 % aller Kinder betroffen,<br>Nach Fibrom häufigster benigner Tumor der Mundhöhle<br><br>**Subjektive Beschwerden**<br>Bei Kindern: Atem-, Schluck und Sprechbeschwerden möglich |
| **LOK** | Anteriore Abschnitte der Mundhöhle, Zunge, Wange, Lippen, selten Gaumen, Parotis möglich<br>Mädchen ⅔ > Jungen ⅓ |
| **ÄT** | Meistens angeboren oder Entwicklung kurz nach Geburt, auch in Jugend- oder Erwachsenenalter möglich |
| **DI** | Klinisches Erscheinungsbild<br>→ Keine Probebiopsie in der Praxis<br>→ Überweisung an Facharzt |
| **DD** | Naevus flammeus<br>Kaposi Sarkom<br>Granuloma teleangiectaticum<br>Hämatome<br>Hämagiomendotheliom |
| **TH** | Spontane Rückbildung möglich |
| **CAVE** | Malignes Gegenstück: Hämangioendotheliom |

♀ 2/3 > ♂ 1/3

# Hämangiom

kapilläres Hämangiom, kavernöses Hämangiom

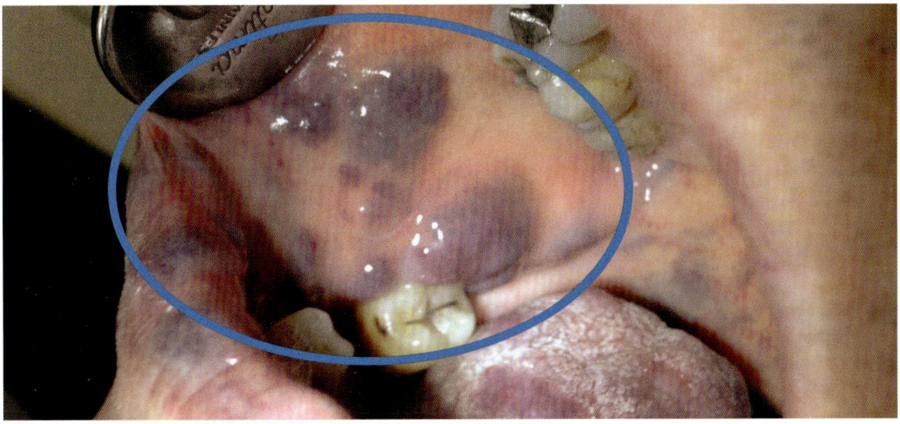

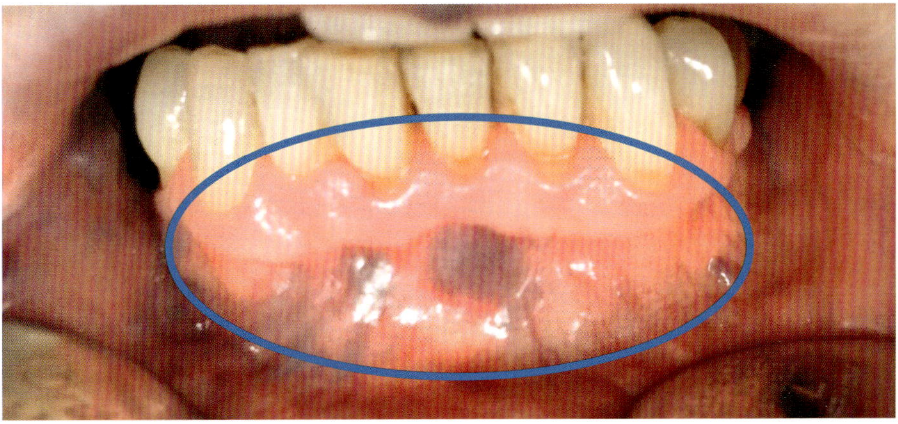

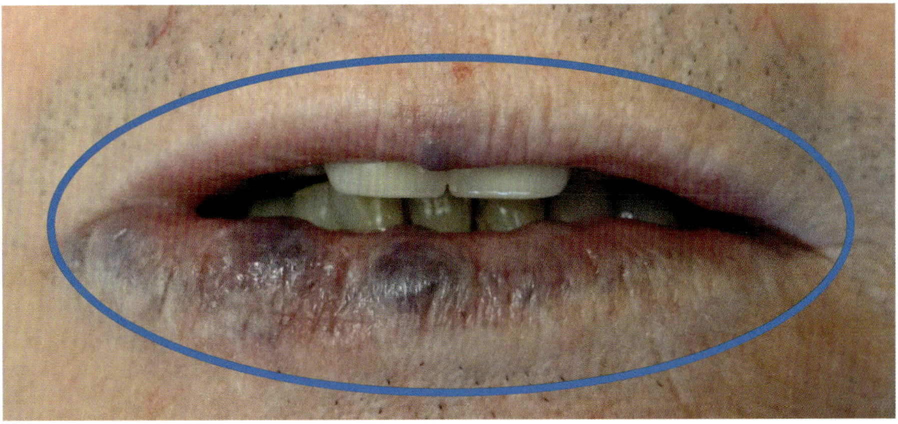

| | |
|---|---|
| KL | Wachstum von Pigmentflecken<br>Bildung von Erhabenheiten in Oberfläche von Pigmentflecken<br>Unregelmäßigkeit in Randzone von Pigmentflecken |
| LOK | Mundhöhle, häufig Gaumenbereich<br>Frauen < Männer, 90 % > 30. Lebensjahr |
| ÄT | De novo oder aus melanozytärem Nävus heraus |
| DI | Durch Spezialisten, da bei Verdacht sofortige Überweisung |
| DD | Hämangiom |
| TH | Sofortige Überweisung an Spezialisten<br>Dort radikalchirurgische Exzision im Gesunden |
| CAVE | Hoch maligner Tumor, frühe Metastasierung |

Siehe auch Seite 80

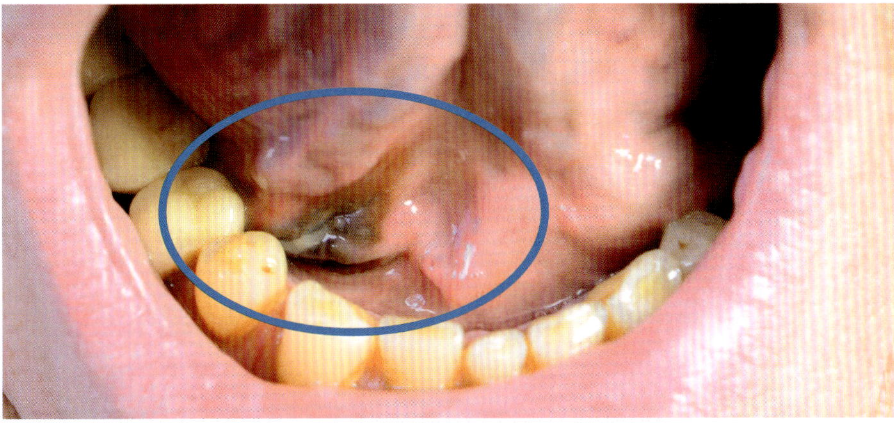

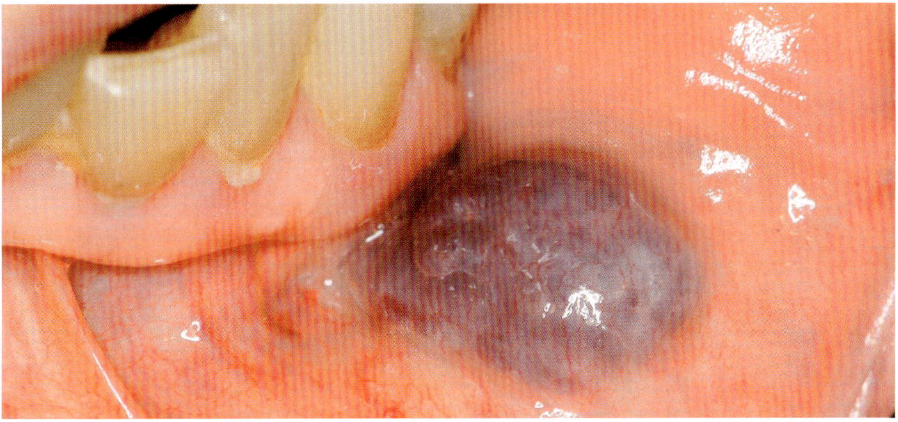

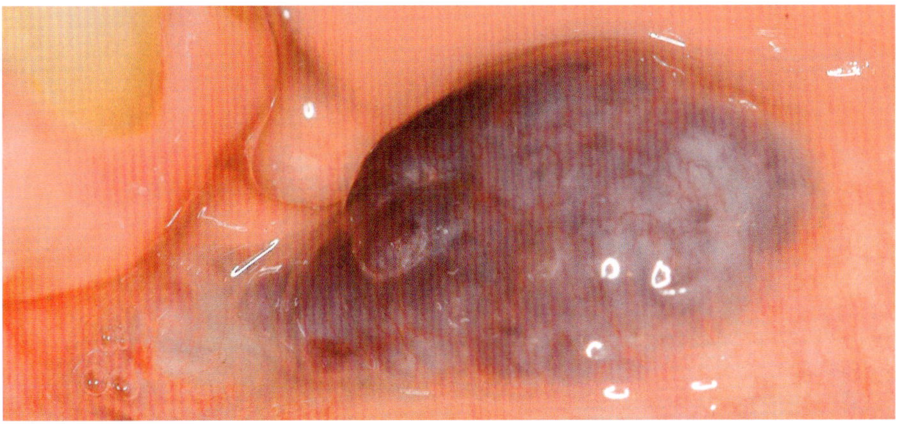

# Haarzunge (Schwarz)

Lingua villosa (negra)

| | |
|---|---|
| KL | Braunschwarze oder gelblich-grüne Haarzunge<br>Beginn meist im mittleren Zungendrittel, dann Ausbreitung nach vorne und zur Seite, Hyperplasie der Papillae filliformis<br>→ Eindrucksvermittlung von Haaren<br>Bei etwa 3 % der Bevölkerung<br><br>**Subjektive Beschwerden**<br>Gelegentlich pelziges Gefühl am Gaumen |
| LOK | Zungenrücken zwischen Sulkus terminalis und Zungenspitze<br>Frauen < Männer |
| ÄT | Unbekannt; vermutlich temporäre Dysbalance der mikrobiellen Besiedlung der Mundschleimhaut<br>Pathologische Steigerung des Zungenbelags<br>Pathologische Färbung der Papillen sekundär durch pigmentbildende Bakterien<br>Detritus<br>Exogene Pigmente (Tabakrauch, Nahrungsmittel)<br>Nach Antibiotika-Therapie möglich<br>Nach längerer parenteraler Ernährung möglich<br>Durch keratoplastische Irritationen (z.B. konzentrierte Mundwasser, langfristige Anwendung von Wasserstoffperoxid, Chlorhexidin) |
| DI | Klinisches Erscheinungsbild |
| DD | |
| TH | Symptomatische Therapie: regelmäßiges Bürsten der Zunge und Verwendung von Zungenreinigern |
| CAVE | Vergesellschaftung mit endokrinologischen Erkrankungen (z.B. Diabetes mellitus) möglich |

# Haarzunge (Schwarz)

Lingua villosa (negra)

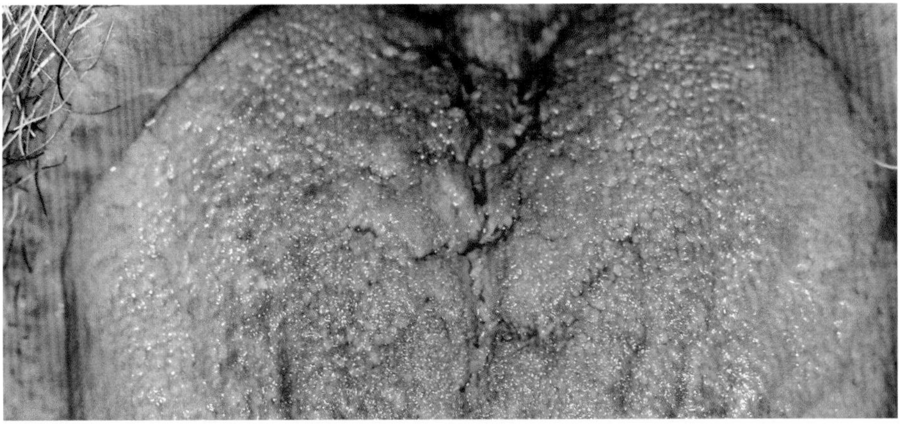

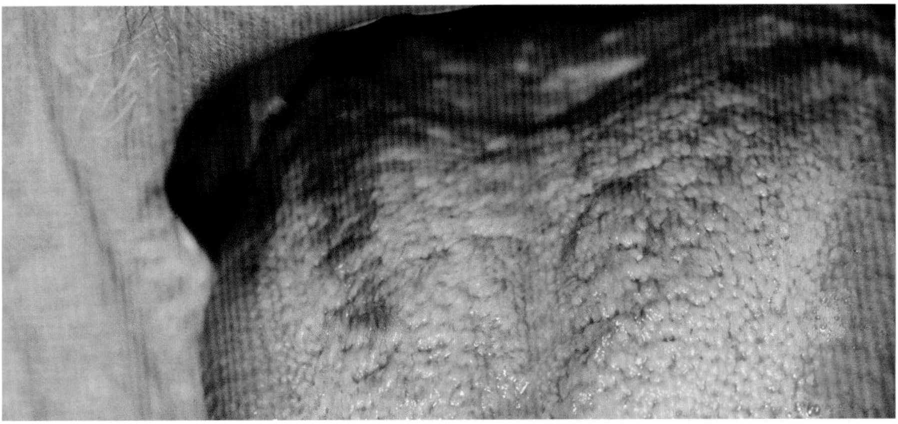

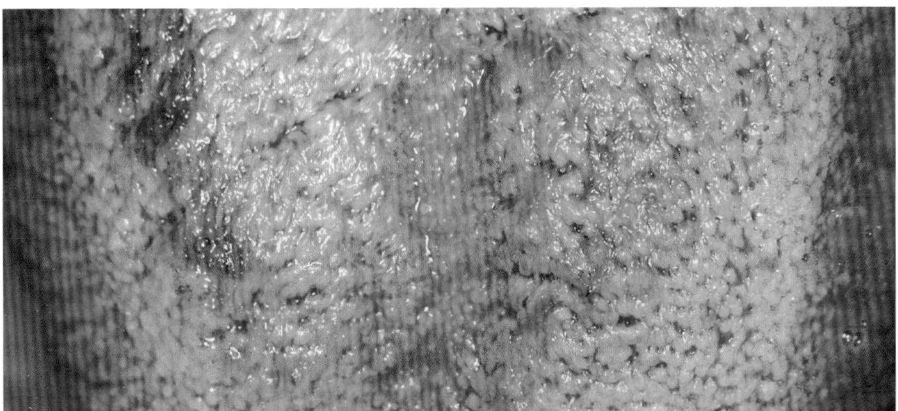

# Morbus Addison

| | |
|---|---|
| **KL** | Diffuse, fleckige Pigmentierung<br><br>**Subjektive Beschwerden**<br>Müdigkeit, Adynämie, Übelkeit, Erbrechen, Gewichtsverlust |
| **LOK** | Verstärkt auftretend in Nähe mechanischer Belastung der Schleimhaut<br>Häufig Wangenschleimhaut, selten Gaumen, Lippen, Gingiva |
| **ÄT** | Zerstörung der Nebennierenrinde durch Autoimmunreaktion, hämorrhagische Nekrosen, Tumore oder Tuberkulose<br>→ Primäre Nebennierenrindeninsuffizienz<br>→ Verminderte Produktion von Gluco- und Mineralokortikoide<br>→ Vermehrte Ausschüttung von adrenokorticotropen Hormon (ACTH) und Melanozyten-stimulierendes Hormon (MSH) |
| **DI** | Klinisches Erscheinungsbild |
| **DD** | Abweichende Pigmentierung der Mundschleimhaut |
| **TH** | Pigmentierung nur Begleitsymptom<br>Behandlung durch Endokrinologen |
| **CAVE** | |

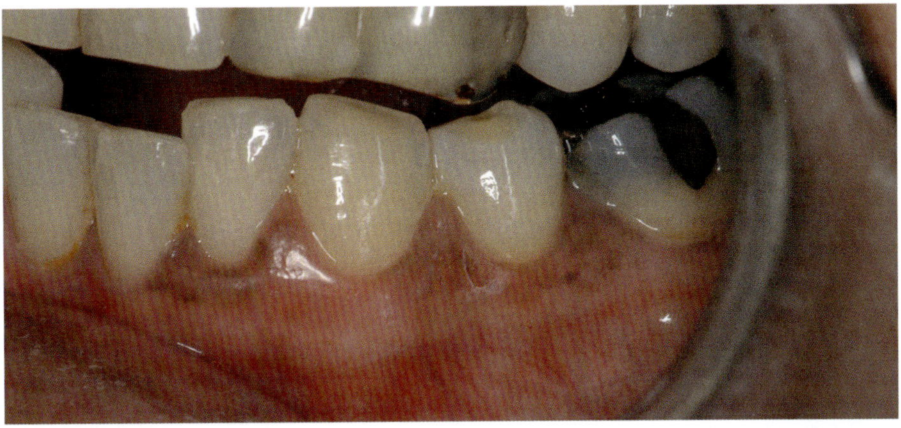

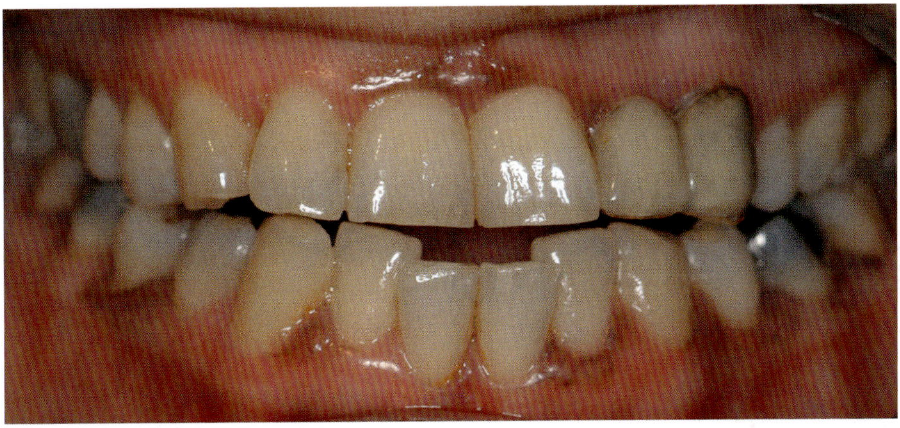

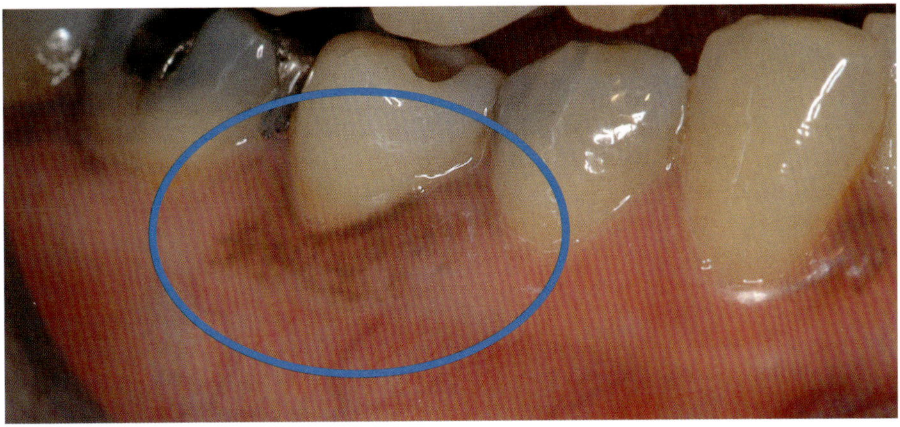

# Melanozytäre Pigmentflecken

| | |
|---|---|
| **KL** | Solitäre oder auch multiple, rundliche oder spritzerartige, auch großflächige braune oder braun-schwarze Flecken |
| **LOK** | Lippen, Mundschleimhaut |
| **ÄT** | Erworbene oder angeborene Hyperpigmentierung der oralen Schleimhaut<br>Bedingt durch vermehrte Ablagerungen von Melanin in der Epidermis / Mukosa<br>Kann bei dunkel pigmentierten Menschen physiologisch auftreten |
| **DI** | Klinisches Erscheinungsbild und histologische Untersuchung |
| **DD** | |
| **TH** | Klinischer und histologischer Ausschluss von Malignität<br>Bei ausgedehnter Melanose: Kryochirurgie (geschlossenes oder offenes Verfahren)<br>Regelmäßige Kontrolle wichtig |
| **CAVE** | Verlaufskontrolle durch Spezialisten |

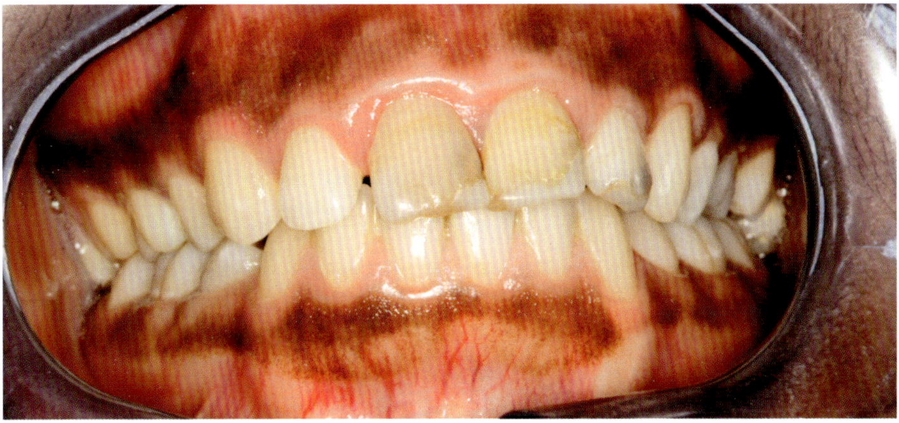

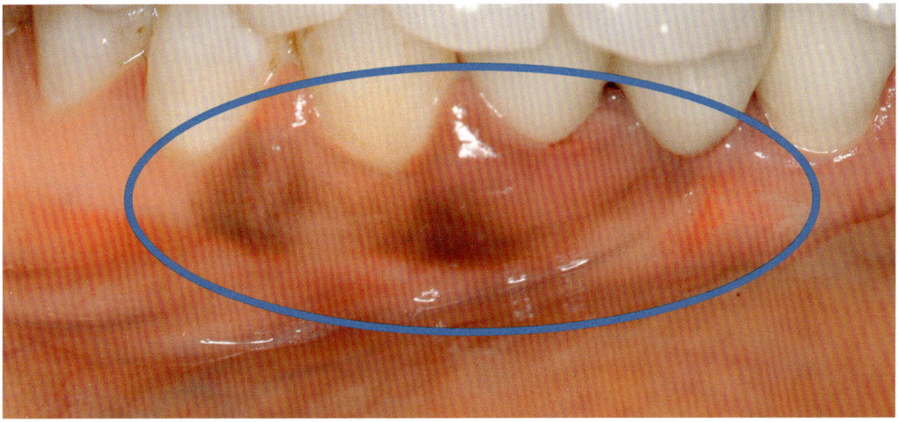

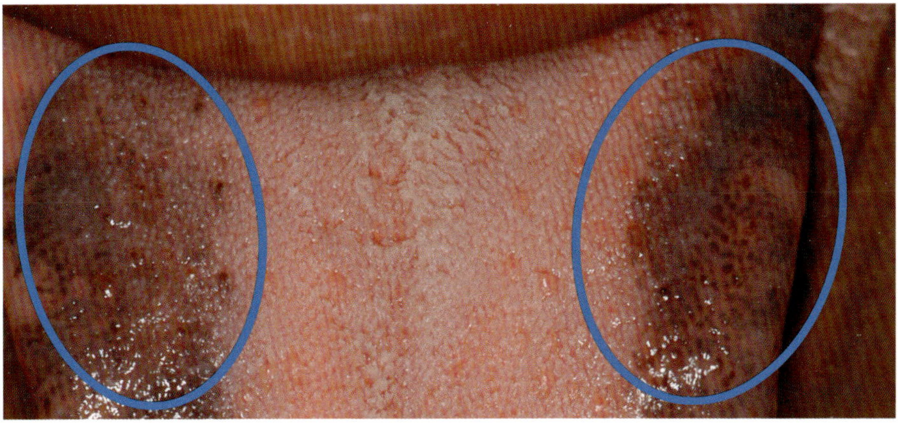

# Conclusio

Der Zahnarzt – Experte für Mundgesundheit.

Die Mehrheit der von uns befragten Zahnärzte untersucht regelmäßig im Rahmen der zahnärztlichen Routineuntersuchung die Mundhöhle ihrer Patienten. Dabei betrachten sie die Prävention von Erkrankungen der Mundhöhle – die gesunde Mundschleimhaut ist ein wichtiger Aspekt davon – als eine ihrer Hauptaufgaben.

Erkennung und Differenzierung von Mundschleimhauterkrankungen ist auch das erklärte Ziel unseres Kurzlehrbuches. Der kritische und wachsame Blick des Zahnarztes ist primäre Voraussetzung dafür, dass er gezielt die essentiellen Schritte einleiten kann, um die Gesundheit seiner Patienten bestmöglich zu unterstützen. Entscheidend ist das Verantwortungsbewusstsein des adäquat ausgebildeten Zahnmediziners, der die Mundgesundheit seines Patienten als den zentralen Bestandteil ganzheitlicher Gesundheitsfürsorge versteht. Seine fachlich fundierte, permanent kritische Aufmerksamkeit ist unerlässlich für eine zeitgemäße, umfassende und präventionsorientierte Mundgesundheit.

Irritationen der Schleimhaut, unabhängig davon ob sie durch unsachgemäße Mundhygiene, falsche Ernährungsgewohnheiten oder durch die Behandlung (ungeeignete Füllungen oder suboptimaler Zahnersatz) entstehen, können Aufschluss über bereits bestehende oder mögliche Folge-Erkrankungen geben. Deshalb gehört ihre schnelle und sichere Erkennung nicht nur aus unserer Sicht zu den wichtigsten Kernkompetenzen in der Zahnmedizin. Die sorgfältige Überwachung der Mundhöhle ist somit Ausgangspunkt einer präventionsorientierten Behandlung. Die dafür notwendige Fach- und Sachkenntnis will unser Lehrbuch mit unmissverständlichen, klaren und prägnanten Darstellungen in Wort und Bild unterstützen.

# Stichwortverzeichnis

# Literaturverzeichnis


Akpan A, Morgan R: Oral candidiasis. Postgrad.Med.J., 78: 455-459 (2002)

Alam F, Argiriadou A, Hodgson T, Kumar N, Porter S: Medical matters: Primary syphilis remains a cause of oral ulceration. Br.Dent.J., 189: 352-354 (2000)

Alho O, Teppo H, Mäntyselkä P, Kantola S: Head and neck cancer in primary care: presenting symptoms and the effect of delayed diagnosis of cancer cases. Can. Med.Assoc.J., 174: 779-784 (2006)

Ansary-Moghaddam A, Huxley R R, Lam T H, Woodward M: The risk of upper aero digestive tract cancer associated with smoking, with and without concurrent alcohol consumption. Mt.Sinai J.Med., 76: 392-403 (2009)

Balevi B: Evidence-based decision making: should the general dentist adopt the use of the VELscope for routine screening for oral cancer? J.Can.Dent.Assoc., 73: 603-606 (2007)

Baykul T, Yilmaz H H, Aydin U, Aydin M A, Aksoy M, Yildirim D: Early diagnosis of oral cancer. J.Int.Med.Res., 38: 737-749 (2010)

Bork K, Burgdorf W, Hoede N: Mundschleimhaut- und Lippenkrankheiten: Klinik, Differentialdiagnostik und Therapie; Atlas und Handbuch, 3. Aufl.Schattauer, Stuttgart New York, (2008)

Bornstein M, Borradori L, Beltraminelli H, Reichart P: Der orale Lichen planus: Diagnostik, Therapie und Nachsorge. Dtsch.Zahnarztl.Z., 67: 631 (2012)

Brown D L, Frank J E: Diagnosis and management of syphilis. Am.Fam.Physician, 68: 283-290 (2003)

Canto M T, Horowitz A M, Drury T F, Goodman H S: Maryland family physicians' knowledge, opinions and practices about oral cancer. Oral Oncol., 38: 416-424 (2002)

Carrozzo M: How common is oral lichen planus? Evid Based.Dent., 9: 112-113 (2008)

Carter L M, Ogden G R: Oral cancer awareness of undergraduate medical and dental students. BMC medical education, 7: 44 (2007)

Carter L, Ogden G: Oral cancer awareness of general medical and general dental practitioners. Br.Dent.J., 203: E10-E10 (2007)

Castellanos J L, Díaz-Guzmán L: Lesions of the oral mucosa: an epidemiological study of 23785 Mexican patients. Oral Surgery, Oral Medicine, Oral Pathology, Oral Radiology, and Endodontology, 105: 79-85 (2008)

Christian D C: Computer-assisted analysis of oral brush biopsies at an oral cancer screening program. J.Am.Dent.Assoc., 133: 357-362 (2002)

Clovis J B, Horowitz A M, Poel D H: Oral and pharyngeal cancer: knowledge and opinions of dentists in British Columbia and Nova Scotia. Journal-Canadian Dental Association, 68: 415-420 (2002)

Clovis J B, Horowitz A M, Poel D H: Oral and pharyngeal cancer: practices and opinions of dentists in British Columbia and Nova Scotia. Journal-Canadian Dental Association, 68: 421-425 (2002)

Corrêa P H, Nunes L C C, Johann, Aline Cristina Batista Rodrigues, Aguiar, Maria Cássia Ferreira de, Gomez R S, Mesquita R A: Prevalence of oral hemangioma, vascular malformation and varix in a Brazilian population. Brazilian Oral Research, 21: 40-45 (2007)

Diamanti N, Duxbury A, Ariyaratnam S, Macfarlane T: Attitudes to biopsy procedures in general dental practice. Br.Dent.J., 192: 588-592 (2002)

Dimitrios S, Maria-Aikaterini P, Alexandre F, Nikolaos S: Lingua Villosa Nigra. Internal Medicine, 51: 1453-1453 (2012)

Ebhardt H, Daniel L, Schmidt-Westhausen A: OP174: The use of oral brush biopsy–Guidelines and practice in Germany. Oral Oncol., 49: S69-S70 (2013)

Fedele S: Diagnostic aids in the screening of oral cancer. Head.Neck.Oncol., 1: 5-3284-1-5 (2009)

Femiano F, Lanza A, Buonaiuto C, Gombos F, Di Spirito F, Cirillo N: Oral malignant melanoma: a review of the literature. Journal of oral pathology & medicine, 37: 383-388 (2008)

Forastiere A, Koch W, Trotti A, Sidransky D: Head and neck cancer. N.Engl.J.Med., 345: 1890-1900 (2001)

Gillison M L, Broutian T, Pickard R K, Tong Z, Xiao W, Kahle L, Graubard B I, Chaturvedi A K: Prevalence of oral HPV infection in the United States, 2009-2010. JAMA: the journal of the American Medical Association, 307: 693-703 (2012)

Gonzalez-Moles M, Scully C, Gil-Montoya J: Oral lichen planus: controversies surrounding malignant transformation. Oral Dis., 14: 229-243 (2008)

Ha P K, Califano J A: The role of human papillomavirus in oral carcinogenesis. Critical Reviews in Oral Biology & Medicine, 15: 188-196 (2004)

Hammarstedt L, Lu Y, Marklund L, Dalianis T, Munck-Wikland E, Ye W: Differential survival trends for patients with tonsillar, base of tongue and tongue cancer in Sweden. Oral Oncol., 47: 636-641 (2011)

# Literaturverzeichnis


Hertrampf K, Wenz H, Koller M, Springer I, Jargot A, Wiltfang J: Assessing dentists' knowledge about oral cancer: translation and linguistic validation of a standardized questionnaire from American English into German. Oral Oncol., 45: 877-882 (2009)

Hoffmann L: Mundschleimhauterkrankungen: Bedarfsanalyse im Rahmen einer Befragung und Umsetzung der Ergebnisse in einem Kurzlehrbuch. Dissertation eingereicht – 02.2014, Universität Ulm, (2014)

Holmstrup P, Vedtofte P, Reibel J, Stoltze K: Oral premalignant lesions: is a biopsy reliable? J.Oral Pathol.Med., 36: 262-266 (2007)

Hornstein O: Aphthen und aphthoide Läsionen der Mundschleimhaut. HNO, 46: 102-111 (1998)

Hosni E S, Salum F G, Cherubini K, Yurgel L S, Figueiredo M A Z: Oral erythroplakia and speckled leukoplakia: retrospective analysis of 13 cases. Revista Brasileira de Otorrinolaringologia, 75: 295-299 (2009)

Hullmann M, Kunkel M, Reichert T: Diagnostik und Therapie oraler präkanzeröser Läsionen. Der MKG-Chirurg, 3: 7-15 (2010)

Hullmann M, Reichert T, Dahse R, Von Eggeling F, Pistner H, Kosmehl H, Driemel O: Orale Zytologie. Mund-, Kiefer-und Gesichtschirurgie, 11: 1-9 (2007)

Ismail S B, Kumar S K, Zain R B: Oral lichen planus and lichenoid reactions: etiopathogenesis, diagnosis, management and malignant transformation. J.Oral Sci., 49: 89-106 (2007)

Jemal A, Siegel R, Xu J, Ward E: Cancer statistics, 2010. CA: a cancer journal for clinicians, 60: 277-300 (2010)

Kademani D: Oral cancer. Mayo Clin.Proc., 82: 878-887 (2007)

Kantola S, Jokinen K, Hyrynkangas K, Mantyselka P, Alho O P: Detection of tongue cancer in primary care. Br.J.Gen.Pract., 51: 106-111 (2001)

Koivunen P, Rantala N, Hyrynkangas K, Jokinen K, Alho O: The impact of patient and professional diagnostic delays on survival in pharyngeal cancer. Cancer, 92: 2885-2891 (2001)

Kowalski L P, Carvalho A L: Influence of time delay and clinical upstaging in the prognosis of head and neck cancer. Oral Oncol., 37: 94-98 (2001)

Kruaysawat W, Aekplakorn W, Chapman R S: Survival time and prognostic factors of oral cancer in Ubon Ratchathani Cancer Center. J.Med.Assoc.Thai., 93: 278-284 (2010)

Kunkel M, Hertrampf K, Kopp I: Diagnostik und Management von Vorläuferläsionen des oralen Plattenepithelkarzinoms in der Zahn-, Mund- und Kieferheilkunde. Leitlinie der DGZMK/BZÄK/DGMKG, (2010)

Lingen M W, Kalmar J R, Karrison T, Speight P M: Critical evaluation of diagnostic aids for the detection of oral cancer. Oral Oncol., 44: 10-22 (2008)

Lodi G, Porter S: Management of potentially malignant disorders: evidence and critique. J.Oral Pathol.Med., 37: 63-69 (2008)

Mallo Pérez L, Rodríguez Baciero G, Lafuente Urdinguio P: Lesiones orales precancerosas en los ancianos: Situación en España. RCOE, 7: 153-162 (2002)

Mashberg A: Diagnosis of early oral and oropharyngeal squamous carcinoma: obstacles and their amelioration. Oral Oncol., 36: 253-255 (2000)

McCartan B E, Healy C M: The reported prevalence of oral lichen planus: a review and critique. J.Oral Pathol.Med., 37: 447-453 (2008)

Mehta V, Yu G P, Schantz S P: Population-based analysis of oral and oropharyngeal carcinoma: changing trends of histopathologic differentiation, survival and patient demographics. Laryngoscope, 120: 2203-2212 (2010)

Meleti M, Leemans C R, Mooi W J, Vescovi P, van der Waal I: Oral malignant melanoma: a review of the literature. Oral Oncol., 43: 116-121 (2007)

Meyer U, Kleinheinz J, Gaubitz M, Schulz M, Weingart D, Joos U: Orale Manifestationen bei Patienten mit systemischem Lupus erythematodes. Mund-, Kiefer-und Gesichtschirurgie, 1: 90-94 (1997)

Mignogna M D, Fedele S: Oral cancer screening: 5 minutes to save a life. The Lancet, 365: 1905-1906 (2005)

Neville B W, Day T A: Oral cancer and precancerous lesions. CA Cancer.J.Clin., 52: 195-215 (2002)

O'Shaughnessy J A, Kelloff G J, Gordon G B, Dannenberg A J, Hong W K, Fabian C J, Sigman C C, Bertagnolli M M, Stratton S P, Lam S: Treatment and prevention of intraepithelial neoplasia: an important target for accelerated new agent development recommendations of the American Association for Cancer Research Task Force on the treatment and prevention of intraepithelial neoplasia. Clinical Cancer Research, 8: 314-346 (2002)

Parkin D M, Bray F, Ferlay J, Pisani P: Global cancer statistics, 2002. CA: a cancer journal for clinicians, 55: 74-108 (2005)

Reichart P A, Philipsen H P: Oral erythroplakia – a review. Oral Oncol., 41: 551-561 (2005)

Reichart P A: Oral mucosal lesions in a representative cross-sectional study of aging Germans. Community Dent.Oral Epidemiol., 28: 390-398 (2000)

Reinel D, Plettenberg A, Seebacher C, Abeck D, Brasch J, Cornely O, Effendy I, Ginter-Hanselmayer G, Haake N, Hamm G: Orale Candidose. JDDG: Journal der Deutschen Dermatologischen Gesellschaft, 6: 593-597 (2008)

Remmerbach T: Potenziell maligne Veränderungen der Mundschleimhaut. Dtsch. Zahnarztl.Z., 67: 649 (2012)

Riera P, Martinez B: Morbidity and mortality for oral and pharyngeal cancer in Chile. Rev.Med.Chil., 133: 555-563 (2005)

Röder C: Mundschleimhauterkrankungen: Empirische Befragung über die Relevanz von Mundschleimhauterkrankungen in der Zahn-, Mund- und Kieferheilkunde und Verfassung eines Kurzlehrbuches über Mundschleimhauterkrankungen. Dissertation eingereicht – 12.2013, Universität Ulm, Ulm, (2014)

Rosenquist K: Risk factors in oral and oropharyngeal squamous cell carcinoma: a population-based case-control study in southern Sweden. Swed.Dent.J.Suppl., (179): 1-66 (2005)

Sankaranarayanan R, Ramadas K, Thomas G, Muwonge R, Thara S, Mathew B, Rajan B: Effect of screening on oral cancer mortality in Kerala, India: a cluster-randomised controlled trial. The Lancet, 365: 1927-1933 (2005)

Schmidt-Westhausen A, Ebhardt H: Die Biopsie und histopathologische Untersuchung von Mundschleimhautveränderungen. Dtsch.Zahnarztl.Z., 67: 657 (2012)

Sciubba J J: Oral cancer. The importance of early diagnosis and treatment. Am.J.Clin.Dermatol., 2: 239-251 (2001)

Seoane-Romero J, Vázquez-Mahía I, Seoane J, Varela-Centelles P, Tomás I, López-Cedrún J: Factors related to late stage diagnosis of oral squamous cell carcinoma. Medicina oral, patologia oral y cirugia bucal, 17: e35 (2012)

Strassburg M, Knolle G: Farbatlas und Lehrbuch der Mundschleimhauterkrankungen: Mundschleimhaut, Lippen, Mundumgebung. Quintessenz Verlags-GmbH (1991)

Sutton D, Brown J, Rogers S, Vaughan E, Woolgar J: The prognostic implications of the surgical margin in oral squamous cell carcinoma. Int.J.Oral Maxillofac.Surg., 32: 30-34 (2003)

Syme S, Drury T, Horowitz A: Maryland dental hygienists' knowledge and opinions of oral cancer risk factors and diagnostic procedures. Oral Dis., 7: 177-184 (2001)

Syrjänen S: Human papillomavirus (HPV) in head and neck cancer. Journal of clinical virology, 32: 59-66 (2005)

Teppo H, Alho O: Relative importance of diagnostic delays in different head and neck cancers. Clinical Otolaryngology, 33: 325-330 (2008)

Teppo H, Koivunen P, Hyrynkangas K, Alho O P: Diagnostic delays in laryngeal carcinoma: professional diagnostic delay is a strong independent predictor of survival. Head Neck, 25: 389-394 (2003)

Tolsdorff P, Schützenberger K: Die Amalgamtätowierung - eine wichtige Differentialdiagnose zum malignen Melanom der Mundschleimhaut. Laryngo-Rhino-Otologie, 70: 515-517 (1991)

Van der Meij E, Mast H, Van der Waal I: The possible premalignant character of oral lichen planus and oral lichenoid lesions: a prospective five-year follow-up study of 192 patients. Oral Oncol., 43: 742-748 (2007)

Villa A, Villa C, Abati S: Oral cancer and oral erythroplakia: an update and implication for clinicians. Aust.Dent.J., 56: 253-256 (2011)

Wan A, Savage N W: Biopsy and diagnostic histopathology in dental practice in Brisbane: usage patterns and perceptions of usefulness. Aust.Dent.J., 55: 162-169 (2010)

Worthington H V, Clarkson J E, Eden O B: Interventions for preventing oral mucositis for patients with cancer receiving treatment. Cochrane Database Syst. Rev., (4): CD000978 (2007)

Yellowitz J A, Horowitz A M, Drury T F, Goodman H S: Survey of US dentists' knowledge and opinions about oral pharyngeal cancer. J.Am.Dent.Assoc., 131: 653-661 (2000)

Zunt S L: Transepithelial Brush Biopsy: an adjunctive diagnostic procedure. J.Indiana Dent.Assoc., 80: 6-8 (2001)

# Danksagung

Wir danken allen Mitstreitern, die mit ihrem Input dieses Buch bereichern


**Philipp Gilbert**
Bachelor of Art
Kommunikationsdesigner
Siedlung St. Josef 15
D – 77960, Seelbach
http://www.philippgilbert.de/

**Erich Püschel**
Universitätsklinikum Ulm
Zentrum für Zahnheilkunde
Gemeinsame Einrichtung
Dokumentation, Grafik & neue Medien
Albert-Einstein-Allee 11
D – 89081, Ulm

**Gabriele Wachter**
Universitätsklinikum Ulm
Zentrum für Zahnheilkunde
Gemeinsame Einrichtung
Dokumentation, Grafik & neue Medien
Albert-Einstein-Allee 11
D – 89081, Ulm

**Britta Hermle-Geibel**
Master of Arts (Erwachsenenbildung)
Apothekerin (Naturheilkunde & Homöopathie)
Achstraße 18
D – 87549, Vorderburg / Allgäu